MÉTODO PILATES

INSTITUTO PHORTE EDUCAÇÃO
PHORTE EDITORA

Diretor-Presidente
Fabio Mazzonetto

Diretora Financeira
Vânia M. V. Mazzonetto

Editor-Executivo
Fabio Mazzonetto

Diretora Administrativa
Elizabeth Toscanelli

CONSELHO EDITORIAL

Educação Física
Francisco Navarro
José Irineu Gorla
Paulo Roberto de Oliveira
Reury Frank Bacurau
Roberto Simão
Sandra Matsudo

Educação
Marcos Neira
Neli Garcia

Fisioterapia
Paulo Valle

Nutrição
Vanessa Coutinho

MÉTODO PILATES
Uma nova abordagem

Ticiane Marcondes Fonseca da Cruz

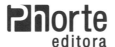

São Paulo, 2013

Método Pilates: uma nova abordagem
Copyright © 2013 by Phorte Editora

Rua Treze de Maio, 596
Bela Vista – São Paulo – SP
CEP: 01327-000
Tel/fax: (11) 3141-1033
Site: www.phorte.com.br
E-mail: phorte@phorte.com.br

Nenhuma parte deste livro pode ser reproduzida ou transmitida de qualquer forma, sem autorização prévia por escrito da Phorte Editora Ltda.

CIP-BRASIL. CATALOGAÇÃO NA PUBLICAÇÃO
SINDICATO NACIONAL DOS EDITORES DE LIVROS, RJ

C964m

Cruz, Ticiane Marcondes Fonseca da
Método pilates : uma nova abordagem / Ticiane Marcondes Fonseca da Cruz ; ilustração Ricardo Howards , Douglas Docelino. - 1. ed. - São Paulo : Phorte, 2013.
256 p. : il. ; 28 cm.

Inclui bibliografia
ISBN 978-85-7655-471-4

1. Pilates, Método. 2. Exercícios físicos. I. Howards, Ricardo. II. Docelino, Douglas. III. Título.
13-03647   CDD: 613.71
                CDU: 613.7

ph150

Este livro foi avaliado e aprovado pelo Conselho Editorial da Phorte Editora.
(www.phorte.com.br/conselho_editorial.php)

Impresso no Brasil
Printed in Brazil

À minha família com todo carinho e amor.

À Dora, por ter me inspirado a fazer Educação Física.

Aos amigos e aos meus queridos alunos pela confiança, carinho e dedicação.

Ticiane Marcondes Fonseca da Cruz

Agradecimentos

A Deus, pela sua generosidade ao guiar o meu caminho, pela inspiração divina e por me fazer acreditar nas pessoas de bem e colocá-las em minha vida.

À Patricia Cristofaro David, imensamente, pela organização das ideias, pelo apoio incondicional e pelo carinho de sempre. Você é parte integrante da realização deste projeto. Muito obrigada!

À Equipe Mover, Victor, Maria Lúcia, Mariangela, Roberta, Daniele e Adriana, pela compreensão, pela dedicação e pelo carinho a este projeto. Obrigada pela amizade, pelo profissionalismo e pelas horas de descontração. Vocês são especiais.

Enfim, a todas as pessoas que colaboraram para a realização deste livro, direta ou indiretamente.

Ticiane Marcondes Fonseca da Cruz

As recomendações de Joseph Pilates para uma boa qualidade de vida[*]

- Se estiver com insônia, levante e faça os exercícios imediatamente, de preferência os de enrolar e desenrolar a coluna.

- Se estiver obeso, faça os exercícios várias vezes ao dia, sem exceder o número de repetições prescrito, pois isso poderia levar à fadiga.

- É melhor não usar travesseiro que usar travesseiro alto.

- O colchão deve ser firme.

- Esfregar o corpo vigorosamente, sem o uso de sabonete.

- Sempre que possível, deixe os raios de sol alcançarem e penetrarem os poros de sua pele; não tema o frio do inverno.

- Em relação à dieta, apenas coma o suficiente para repor o que o seu corpo consumiu de energia.

---

[*] Extraído de: PILATES, J. H.; MILLER, W. *Return to Life Through Contrology*. New York: J. J. Augustin, 1945; e PILATES, J. H. *Your Health: A corrective system of exercising that revolutionizes the entire field of physical education*. Nevada: Presentation Dynamics, 1934.

Prefácio

Joseph Hubertus Pilates (1880-1967) estava à frente de seu tempo. Na década de 1920, ele já descrevia o estilo de vida moderno, a má postura e a respiração incorreta como a base para os problemas de saúde.

Sua visão global de ser humano era baseada no ideal clássico grego de um homem equilibrado em sua mente, corpo e espírito. Os exercícios físicos desenvolvidos por ele buscavam corrigir os desequilíbrios musculares, aumentar a capacidade respiratória e as funções dos órgãos, melhorar a postura, a coordenação, a força e a flexibilidade.

Suas ideias eram inovadoras e convidavam as pessoas a sair da inércia e entrar em contato com o desconhecido. Talvez, por essa razão, foi incompreendido por muitos. A História mostra que ideias novas podem ser perturbadoras para alguns e, muitas vezes, mal interpretadas.

Hoje em dia, o nome Pilates é sinônimo de saúde e busca de qualidade de vida. Milhares de pessoas procuram conhecer e praticar o Método, contudo, há pouca literatura no mercado que o explica em sua completude. Os autores envolvidos neste projeto são profissionais que trabalham com o Método há anos e, ao decidirem escrever este livro, buscaram uma nova abordagem.

Antes de conhecer o Método Pilates e tudo o que ele envolve, o leitor é convidado a entrar em contato com a História do Movimento Físico e compreender sua evolução. Os primeiros capítulos ajudam o leitor a ter uma visão global do ser humano, levando em consideração, além da sua anatomia e fisiologia, tudo mais que o influencia, isto é, as alterações socioeconômicas e culturais.

A Contrologia e seus princípios são discutidos em profundidade e preservam o legado de Joseph H. Pilates, ao mesmo tempo que descrevem a evolução e o futuro do Método. Pela primeira vez, em um livro brasileiro, há uma comparação entre os *Princípios Clássicos* e os *Contemporâneos*, com explicações detalhadas dos aspectos biomecânicos, para que o leitor, seja ele um professor ou um praticante, compreenda a execução correta dos movimentos.

O guia prático com a descrição dos 34 exercícios de Mat Pilates facilita a compreensão e o aprendizado. Há também um capítulo inteiramente voltado para a didática e elaboração das aulas, imprescindível para aqueles que ensinam a prática.

Esta obra descreve e explica o Método Pilates em todos os ângulos necessários para que ele seja compreendido por completo, e não somente como uma série de exercícios a serem seguidos.

Uma melhor qualidade de vida começa ao ler este livro!

Patricia Cristofaro David
Mestre em Psicologia – PUC-SP

Sumário

Primeira Parte
Retornando à vida

1 Retornando à vida por meio da Contrologia, 19
Maria Lucia Ide e Ticiane Marcondes Fonseca da Cruz

2 A evolução histórica do movimento físico, 21
Daniele Pereira Gimenez

2.1 Pré-História, 21

2.2 Antiguidade: Oriente e Novo Mundo, 22

2.3 Idade Contemporânea, 23

3 O corpo mudou?, 25
Daniele Pereira Gimenez e Ticiane Marcondes Fonseca da Cruz

3.1 Educação do movimento, 25

3.2 Uma visão holística do Método Pilates, 26

3.3 Técnicas de organização e estruturação corporal, 28

4 O Clássico de Joseph H. Pilates, 33
Mariangela Pereira Vieira, Maria Lucia Ide, Ticiane Marcondes Fonseca da Cruz e Victor Cicone Liggieri

4.1 Guia dos princípios da Contrologia de acordo com J. H. Pilates, 34

4.2 Controle de centro e dissociação de membros inferiores e superiores, 45

4.3 Pelve neutra, coluna neutra e *imprint*, 48

4.4 Organização craniovertebral e crescimento axial (articulação de coluna), 51

4.5 Alinhamento e descarga de peso de membros inferiores e superiores, 54

5 Pilates: a arte de educar o corpo, 57

Daniele Pereira Gimenez

5.1 Clássico *versus* contemporâneo, 57

5.2 As diferentes Escolas de Pilates, 58

Segunda Parte
A arte de educar o corpo

6 Os 34 exercícios de Pilates no solo (Mat Pilates), 63

Ticiane Marcondes Fonseca da Cruz

6.1 Dor, cuidados e precauções, 64

6.2 Guia prático dos 34 exercícios descritos, 65

7 Pilates no solo em pé (*Standing Pilates*), 137

Ticiane Marcondes Fonseca da Cruz

7.1 Exercícios de Pilates no solo em pé (*Standing Pilates*), 138

8 Pilates e postura corporal, 149

Mariangela Pereira Vieira e Victor Cicone Liggieri

8.1 Aspectos biomecânicos importantes para as aulas de Pilates, 149

8.2 O que é postura?, 149

9 Didáticas de aulas, 163

Maria Lucia Ide e Ticiane Marcondes Fonseca da Cruz

9.1 Elaboração da aula, 164

9.2 O ensino e a importância da prática, 165

9.3 O primeiro passo: Pré-Mat, 168

10 Periodização do treinamento em Pilates: planejamento e organização, 173

Alexandre Lopes Evangelista

10.1 Princípios do treinamento aplicados ao Pilates, 173

10.2 Conceito de carga de treino aplicado ao Pilates, 177

10.3 Periodização, 180

10.4 Ordem de importância das capacidades físicas e variáveis de importância, 189

11 Prescrição de exercícios para indivíduos iniciantes, intermediários e avançados, 191

Adriana de Oliveira Gagliardi e Roberta Alexandra Gonçalves de Toledo

11.1 Prescrição de exercícios para indivíduos iniciantes, 191

11.2 Prescrição de exercícios para indivíduos intermediários, 194

11.3 Prescrição de exercícios para indivíduos avançados, 199

12 Grupos especiais e o método Pilates, 205

Milena Carrijo Dutra

12.1 Fibromialgia, 205

12.2 Osteoporose, 212

12.3 Asma, 219

12.4 Gestação, 229

Referências, 243

Sobre os autores, 251

Primeira parte
Retornando à vida

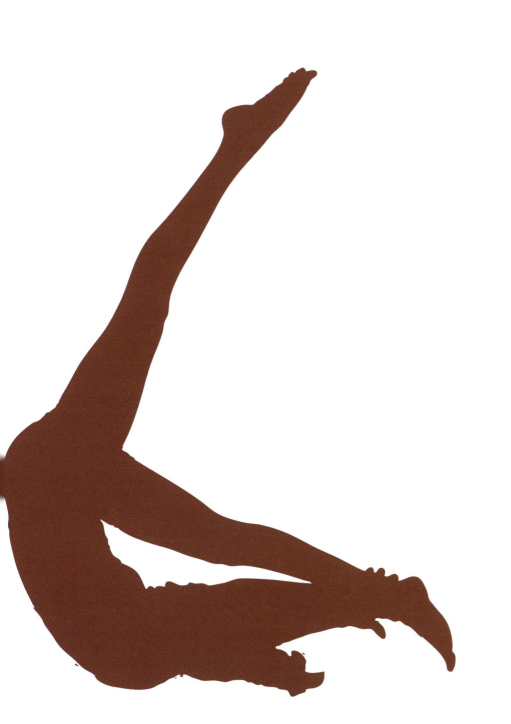

Retornando à vida por meio da Contrologia 1

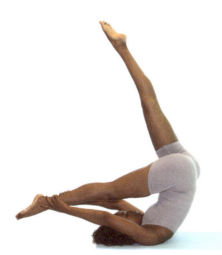

Maria Lucia Ide
Ticiane Marcondes Fonseca da Cruz

Condicionamento Físico é o primeiro requisito para a felicidade.
Joseph H. Pilates (1945, p. 6)

A citação em epígrafe é a tradução fiel da essência do Método criado por Joseph Pilates, descrito nos livros *Your Health* (1934) e *Return to Life Through Contrology* (1945). O método, originalmente denominado Contrologia, atualmente é reconhecido pelo nome de seu criador.

Joseph Pilates acreditava que o Homem deveria retornar às suas origens primitivas, em que o corpo era constantemente solicitado como meio de sobrevivência.

A luta diária pela vida, a fim de suprir as necessidades básicas do ser humano, levava o corpo ao constante movimento, conduzindo esse homem naturalmente ao desenvolvimento das capacidades físicas, intelectuais e morais, estabelecendo, assim, a diferença entre os Homens e os animais.

Durante a sua evolução, o homem primitivo passou de nômade a sedentário ao desenvolver a agricultura, fixar-se na terra, trocar a moradia em cavernas por casas, fixar residência e aprender a viver em sociedade. A atividade de subsistência fez surgir o pensamento lógico, organizado, e o resultado produzido foi satisfação moral e intelectual.

Joseph Pilates adotou o conceito de equilíbrio corpo-mente-espírito, criado por Platão na Grécia Antiga, para fundamentar a Contrologia.

Os gregos acreditavam que o homem pleno deveria ser portador de força física e superioridade intelectual e moral. Com esse intuito, durante a prática da Contrologia, o indivíduo deveria buscar esse objetivo, tornando os movimentos cada vez mais fluidos, precisos e controlados. Para Joseph

Pilates, somente com a devida *concentração* haveria, como resultado, um intelecto e espírito fortes e saudáveis.

Em razão de sua infância de saúde frágil e doente, Joseph Pilates acreditava que uma boa condição física estava intimamente relacionada à saúde, e saúde à felicidade. Ele aprofundou seus conhecimentos em Fisiologia, Anatomia e Medicina Tradicional Chinesa, praticou atividades físicas variadas, como mergulho, esqui, ginástica e boxe, procurando melhorar sua saúde e condição física.

> Os benefícios da Contrologia devem ser obtidos em sua própria casa.
>
> (Pilates e Miller, 1945, p. 11)

Preocupado com as políticas de saúde pública de sua época, com a pouca qualidade de vida das pessoas e consciente de que a prática de atividade física deveria ser constante e acessível a toda a população, Joseph Pilates trouxe ao mundo a *Contrologia*. A criação da Contrologia também foi influenciada por dois métodos de exercícios físicos populares em sua época: a *Ginástica Moderna*, introduzida na Alemanha, no século XIX, por Friedrich Jahn (1813); e a *Ginástica Calistênica*, na Suécia, por Per Henrik Ling (1806).

A prática constante da Contrologia proporcionaria ao homem moderno mais vitalidade e energia para *desfrutar os prazeres da vida* (Pilates, 1945), com saúde e felicidade, e não apenas com o objetivo de construir um corpo perfeito voltado para o ego. O resultado dessa prática vai ao encontro do conceito proposto pela Organização Mundial da Saúde (OMS) em 1946: "saúde é um completo estado de bem-estar físico, mental e social, e não apenas a ausência de doenças". Hoje, esse conceito é associado à qualidade de vida.

Os 34 exercícios inicialmente propostos foram regidos pela sua filosofia de vida associada ao que ele denominou *Princípios do Método*.

> Contrologia foi desenvolvida para dar energia, graça natural (leveza) e habilidade que vai refletir no seu jeito de caminhar, jogar e no seu trabalho. O principal resultado será amplificar o total controle da sua mente sobre o completo controle do seu corpo. A Completa coordenação de corpo mente e espírito. (Pilates e Miller, 1945, p. 9)

A EVOLUÇÃO HISTÓRICA DO MOVIMENTO FÍSICO 2

Daniele Pereira Gimenez

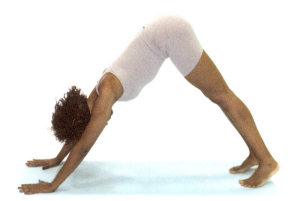

Para Ramos (1982), a prática de exercícios físicos teve origem na Pré-História; seus alicerces foram construídos na Idade Moderna e, na Idade Contemporânea, organizou-se. Para os plebeus, escravos ou, ainda, as classes menos favorecidas, o movimento físico era considerado uma forma de trabalho, ao contrário da elite, cujo intuito era o treino para as artes da guerra, torneios ou apresentações festivas.

Com as descobertas e avanços da medicina, esse cenário passou a mudar no século XX. Com a finalidade de aprofundar algumas nuanças do Método Pilates, é importante salientar algumas características da evolução do movimento físico.

2.1 Pré-História

O aparecimento do homem se dá, provavelmente, com o *Homo erectus* por volta de 1.500.000 a.C.; e, aproximadamente, em 80.000 a.C., com o *Homo sapiens*.

A preocupação do homem pré-histórico era atacar e se defender; portanto, seus movimentos estavam relacionados ao seguinte foco: havia um aspecto natural, utilitário, guerreiro, recreativo e ritualizado, com um único objetivo: a luta pela vida.

2.2 Antiguidade: Oriente e Novo Mundo

As atividades do Ocidente foram embasadas pela civilização oriental. Povos como os hindus, chineses, japoneses e persas introduziram no Ocidente a ioga, o *kung fu*, o jiu-jítsu e o polo. Essas atividades corporais deveriam fazer parte do dia a dia do indivíduo, tornando-se um hábito, além de ter um importante papel na formação do caráter e respeito ao próximo.

2.2.1 Período Clássico

Segundo Platão, 387 a.C., na Grécia, os exercícios colaboravam com o aperfeiçoamento do pensamento elevado, honesto e justo. Em Atenas, a educação corporal tinha destaque, adquirindo padrões de eficiência educacional, fisiológica, terapêutica, estética e moral, compatíveis com a época, e sem descuidar da preparação militar, a fim de formar um cidadão integral (Accioly e Marinho, 1956).

Esparta caracterizava-se pela coletividade; os movimentos eram guerreiros, enfatizando a preparação militar, a disciplina cívica, o fortalecimento do corpo e espírito. Os homens e as mulheres eram preparados de forma semelhante. As práticas desportivas eram apreciadas por toda Grécia; todo grego era competidor.

Em Roma, podem-se dividir os exercícios em períodos: a *fase da monarquia,* com predominância da preparação militar; e a *fase do império,* em que as práticas ficaram em absoluto abandono, dando lugar a espetáculos circenses cruéis e sanguinários. O período de *decadência* em Roma inspirou o poeta Juvenal (Accioly e Marinho, 1956):

> É preciso pedir ao céu a saúde da alma com a saúde do corpo.
>
> (Juvenal, século II)

2.2.2 Idade Média

Foi um período de transição entre a decadência do Império Romano e o retorno ao Classicismo, marcado por confusão e violência. Os exercícios físicos, desde a decadência do Império, já estavam em declínio; e o que restava era uma prática deturpada e frágil, desprovida do cunho pedagógico. Todas as práticas esportivas dessa época evocavam as práticas guerreiras.

2.2.3 Idade Moderna

Nasce o Humanismo: reconciliam-se as educações intelectual, moral e física. Pedagogos e filósofos contribuíram para fazer evoluir as Teorias dos Exercícios Corporais; entre eles, podem ser citados: Montaigne, para quem "não é bastante endurecer a alma, é preciso também enrijecer os músculos", e que também imaginou o entrelaçamento entre corpo e espírito; e Rabelais, educador francês que pregava a prática de exercícios naturais, viver ao ar livre e desenvolver, ao máximo, todas as qualidades físicas e espirituais.

2.3 Idade Contemporânea

Guths Muths (1793 apud Accioly e Marinho, 1956, p. 119) reuniu em sua obra, conhecida como *Ginástica da Juventude*, um método sistemático de Educação Física. Seu sistema de exercícios era dividido em:

- *Fundamentos de força*: saltos, corridas, luta.
- *Agilidade*: natação, lançamentos, escalada, balanços, equilíbrio.
- *Harmonia*: dança, marcha, ginástica.

Como objetivo didático, Muths acreditava na educação integral e também influenciou o desporto moderno e a exaltação dos sentimentos patrióticos por meio do exercício físico.

Friedrich Jahn, pai do idealismo alemão, manteve a convicção nacionalista, desenvolvendo o seu *sistema de ginástica*. Para Jahn (apud Accioly e Marinho, 1956, p. 120), a ginástica, os exercícios, os jogos e as competições eram voltados para o desenvolvimento da força, do vigor da alma, de que o povo germânico necessitava. Seu sistema, denominado *Turnkunst*, incluía jogos violentos, corridas, saltos, luta, barra fixa, barras paralelas etc. Professor de Educação Física em Berlim, Jahn foi revolucionário e polêmico; suas ideias o levaram à prisão.

2.3.1 Movimento sueco

Na Suécia, Per Henrik Ling (1806 apud Accioly e Marinho, 1956, p. 133) desenvolveu um sistema de ginástica que enfatizava o ritmo e a fluidez do movimento. Inicialmente, a *Gymnastik* era utilizada pelas mulheres. Promovida no final do século XIX como uma forma de melhorar a força, resistência, flexibilidade e coordenação, tinha como alvo o bem-estar físico do corpo todo, ao propor a regularização do sistema cardiovascular com a coordenação da respiração. Ling também desenvolveu a *Ginástica Educacional*: "aprenda a colocar o seu corpo sob o seu controle" (apud Rotshein, 1848); e a *Ginástica Médica* (Latey, 2001), ao influenciar movimentos para aliviar ou superar sofrimentos que surgissem em condições anormais.

2.3.2 Movimento francês

O movimento francês tem como características o desenvolvimento das qualidades físicas, o aumento da energia, a exaltação das qualidades morais, movimentos completos com a máxima economia de esforços, a implementação da ginástica feminina com música e o exercício global. É a partir desse movimento que se desenvolveu a Educação Física brasileira.

A evolução histórica do movimento físico é, assim, constantemente influenciada por fatores socioeconômicos e culturais.

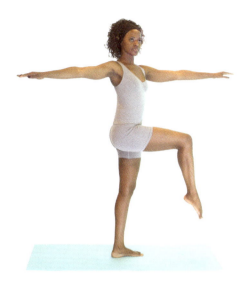

O CORPO MUDOU? 3

Daniele Pereira Gimenez
Ticiane Marcondes Fonseca da Cruz

3.1 Educação do movimento

> Através de alterações permanentes de posição, estamos continuamente construindo um modelo postural de nós mesmos que está se modificando constantemente. (Gorman, 1999, p. 87)

A aplicação do Método Pilates está relacionada à evolução do ser humano como um indivíduo integral, isto é, o homem em suas esferas: psicológica, física, cognitiva, emocional e racional.

As características das atividades corporais realizadas desde a Pré-História até a Idade Contemporânea já foram mencionadas (Capítulo 2). Os conceitos praticados por Joseph H. Pilates tiveram influência de diversos momentos da evolução do movimento físico e, por isso, é aqui considerado como um método *Clássico e Contemporâneo*. De fato, o que permanece semelhante é a "condição precária da qualidade de vida humana" (1934, p. 7).

Ele também relatava o caos em relação à saúde em que a civilização moderna da época se encontrava:

> Milhares de pessoas morrem prematuramente entre 35 e 59 anos de idade, sendo que essas pessoas deveriam viver pelo menos de 20 a 40 anos a mais se entendessem e aplicassem as leis naturais do bem viver. Diariamente ouvimos pedidos por mais hospitais, mais sanatórios, casas para deficientes, reformatórios e mais prisões! Quem é o responsável por esta situação triste e abominável? (1934, p. 23)

Incomodados com essa realidade, profissionais de diversas áreas contribuem com a educação do ser humano por meio do corpo e movimento. Joseph H. Pilates, de certa maneira, difundiu de forma apaixonada seu sistema de exercícios, como um importante instrumento no combate aos efeitos nocivos da modernidade.

Como autodidata, extraiu ensinamentos de técnicas diversas, tendo como principal conceito a integração do ser humano como um todo. As técnicas e os métodos que visam à integração global do ser humano devem, respectivamente, associar conhecimentos de Anatomia e Fisiologia, bem como respeitar influências socioeconômicas e culturais.

A educação do movimento acompanha a regressão da humanidade; por esse motivo, pedagogos, médicos, fisioterapeutas, educadores, psicólogos e outros profissionais concordam ao estabelecer como essência de seus métodos o aperfeiçoamento da relação corpo-mente.

Imaginar o corpo como uma máquina é acreditar que, se bem conservada, esta não sofrerá dano algum; porém, caso isso não aconteça, suas funções podem sofrer inúmeras alterações. As alterações observadas são a base de uma nova maneira de enxergar o ser humano e, dessa forma, aprender a respeitar a história de cada corpo, prestando atenção às idiossincrasias de cada praticante.

3.2 Uma visão holística do Método Pilates

A palavra *holístico* é proveniente do grego: *holos* = todo (Priberam, 2012). O holismo se baseia na ideia do todo, e não na separação das partes que o compõe, isto é, enxerga o mundo como um todo integrado, como um organismo. O termo foi criado por Jan Smuts, Primeiro-Ministro da África do Sul, em seu livro *Holism and Evolution*, de 1926, e seu princípio geral se resume em "O inteiro é mais do que a simples soma de suas partes", de Aristóteles.

Contudo, Jan Smuts não foi o primeiro a criar esse conceito. O filósofo francês Augusto Comte já salientava a importância do "espírito de conjunto" sobre o "espírito de detalhes" para uma compreensão adequada da ciência e para a construção da existência humana.

Joseph H. Pilates também baseou o seu método neste conceito, como se pode observar em algumas passagens de seu livro (1945):

- nunca repetir o exercício selecionado mais que o número prescrito de vezes;
- não muito nem pouco, mas o necessário: na prática holística, a qualidade se opõe à quantidade;
- respiração é o primeiro ato de vida e o último/respiração consciente promove movimentos vivos;
- equilíbrio do corpo e da mente;
- equilíbrio mente-corpo: a unidade em equilíbrio;
- comprometimento do corpo todo/o corpo como um todo.[1]

Em suas afirmações, é possível observar a preocupação de Joseph Pilates em propor uma atividade que trabalhe o corpo de maneira integral, o que não poderia ser diferente, tendo em vista a compreensão que ele possuía do ser humano.

Tratar o ser humano como um todo parece óbvio, mas as dificuldades em fazê-lo são inúmeras: o preconceito, ao falarmos de espírito, o equilíbrio mental a partir da conexão consigo mesmo e a dispersão da atenção são alguns exemplos.

O universo holístico tem como foco a educação do corpo, para evitar distúrbios que impeçam a saúde e a felicidade plenas. Existem técnicas que auxiliam no combate às doenças e na aquisição de uma melhor qualidade de vida, como o *reiki*, a bioenergética, o toque terapêutico, tendo em comum a presença da "energia" como ingrediente vital.

O modo como canalizamos ou dissipamos essa energia pode influenciar diretamente na vitalidade do corpo. Na bioenergética, por exemplo, o corpo é um sistema energético que está em constante interação energética com o meio ambiente, desde a alimentação até o contato com forças positivas ou negativas.

---

[1] N. A.:

- *never to repeat the selected exercise more than the prescribed number of times;*
- *not too much, not too little;*
- *breathing is the first act of life, and the last;*
- *balance of body and mind;*
- *a sound mind housed in a sound body;*
- *whole body commitment.*

> A integração perfeita do ser humano, através do equilíbrio entre corpo, mente e espírito, só será totalmente praticada e aceita quando o discernimento e a sabedoria alcançarem todos os povos.

3.2.1 Aplicações holísticas

O livro *The Heart of Healing* (*A essência da cura*), de Poole (1993), sugere algumas alterações na prática convencional dos cuidados à saúde:

- Comprometer-se com a pessoa e não com a doença: como ajudar o indivíduo a atingir o máximo de saúde?
- Utilizar os recursos tecnológicos de forma precoce.
- Uma abertura para as terapias complementares, que já são reconhecidas como intervenções terapêuticas.
- Um novo conceito de prevenção: por que esperar as doenças? É infinitamente mais oneroso tratar as deficiências e enfermidades que educar.

3.3 Técnicas de organização e estruturação corporal

Acompanhando o crescimento do Método Pilates, algumas técnicas de organização e estruturação corporal vêm se destacando no Universo Holístico. Neste tópico, essas técnicas serão classificadas como:

1) *Corpo*: técnicas baseadas essencialmente na estrutura corporal.

2) *Mente-corpo*: técnicas baseadas na estrutura corporal, na participação da mente e em seu melhor controle.

3.3.1 Corpo

▪ Terapia craniossacral

Técnica terapêutica manual, criada pelo doutor John Upledger no século XIX, utiliza o sistema craniossacral para promover a autocorreção e a cura interna do corpo. O sistema inclui os ossos do crânio e do sacro, membranas meníngeas subjacentes, todas as estruturas que conectam as meninges e o líquido encefalorraquidiano. Por meio dos ossos, que são utilizados como alavancas ósseas para alcançar a dura-máter subjacente, as restrições existentes neste sistema são liberadas. A técnica parte da compreensão de que o corpo funciona como uma unidade.

▪ Rolfing®

Técnica criada pela doutora Ida Rolf, em 1960, também chamada de *Integração Estrutural*, o Rolfing® é uma terapia corporal manual que enfatiza a estrutura e a função. Os princípios fundamentais desta técnica são:

- o papel da gravidade na regulação da postura e dos movimentos;
- a importância do sistema miofascial como órgão que conecta e sustenta todas as estruturas;
- a crença de que os tecidos do corpo podem ser modificados.

3.3.2 Mente - corpo

▪ *Tai chi chuan*

O *tai chi chuan* surgiu na China durante a Dinastia Tang, entre 618 e 906 d.C. É uma técnica que envolve concentração para realizar padrões de movimentos rítmicos e coordenados. A integração desses movimentos com a respiração induz a um nível de concentração que beira a meditação. A conexão corpo-mente é essencial, pois a consistência da prática e seus benefícios estão interligados.

Ioga

A ioga é o controle das flutuações da mente.

(Ioga Sutra de Patãnjali, c. 150 d.C.)

De origem milenar, o termo *ioga* se origina do verbo sânscrito *yuj*, que significa *ligar* ou *unir*; unir o corpo, a mente e o espírito. Sua influência é determinante quando se fala de equilíbrio, controle e espírito. A ioga clássica completa tem oito componentes (Kuvalayananda, 2005):

1) *Yama*: preceitos morais.

2) *Niyama*: qualidades a desenvolver.

3) *Asana*: posturas e movimentos.

4) *Pranayama*: exercícios respiratórios.

5) *Pratyahara*: diminuição da reatividade às sensações.

6) *Dharana*: concentração.

7) *Dhyana*: meditação.

8) *Samadhi*: estar em equilíbrio, sustentação e conexão espiritual.

Técnica de Alexander

Técnica criada por Frederick Matthias Alexander, em 1918, consiste em desenvolver o controle primário, que é a organização entre cabeça, pescoço e dorso. O movimento da cabeça impõe uma atitude ao corpo por meio da redistribuição do tônus muscular.

No processo de aquisição do controle primário, Alexander aplicava o que chamou de *princípio da inibição*, que consistia em reorganizar o controle primário após interromper conscientemente o desejo de repetir alguma falha. Por esse processo, ele informava a seu sistema nervoso positivamente o que deveria acontecer, e não o contrário. A inibição consciente fornece a percepção consciente aos processos mentais e às intenções, possibilitando ao indivíduo escolher uma resposta.

Método Feldenkrais

Criado por Moshe Feldenkrais a partir de 1936, esse método é praticado de duas formas:

- *Integração Funcional* (IF): abordagem manual que enfatiza a percepção corporal por meio da exploração dos movimentos do esqueleto.
- *Percepção pelo Movimento* (PPM): processo de movimento orientado verbalmente.

O objetivo é reorganizar e coordenar os movimentos.

> Um corpo organizado se move com o mínimo de esforço e máxima eficiência. (Feldenkrais, 1977)

Este capítulo disponibilizou os diferentes instrumentos utilizados para a conquista da qualidade de vida do praticante, contudo, é de extrema importância que o profissional que se dedica a exercer essas práticas tenha um profundo conhecimento de cada técnica. O diagnóstico é primordial para a escolha do método e a orientação adequada ao cliente.

Cada terapia possui seu caminho particular e singular de acordo com seu conceito e característica; no entanto, todas convertem para a integração total do indivíduo.

3.3.3 Conexão corpo, mente e espírito

Em 1641, Descartes estabelece que a razão determina a existência humana:

> *Je pense, donc je suis.* [Penso, logo existo.]

Em 1978, Piaget inverteu esta frase, demonstrando que o pensamento humano parte da existência para a essência:

> *Je suis, donc je pense.* [Existo, logo penso.] (Piaget, 1978 apud Battro, 1978)

O pensamento cartesiano, baseado na ideia de que o corpo é um objeto, uma máquina que pode ser desmontada e fragmentada, ainda está presente nos dias de hoje. O corpo mecanizado, automatizado e disciplinado ainda sofre com as imposições da sociedade atual.

3.3.4 Ser *versus* ter

Os conceitos que fragmentam o corpo começam a ser deixados para trás, ao se observar uma crescente "conscientização" da população quanto à importância de SER uma pessoa integral e não apenas TER uma boa aparência corporal.

Os reflexos dessa conscientização podem ser sentidos pela procura de qualquer modalidade praticada que trabalhe a relação corpo, mente e espírito, ou seja, a população está em busca do equilíbrio.

Para Joseph H. Pilates, o desenvolvimento integral do ser humano era sinônimo de saúde e pode ser compreendido ao se destacar a rede psicossomática, que é o corpo como um todo. O ser humano, para ser considerado único, deve compreender e conhecer todas as facetas que envolvem a vida e que são inerentes ao cotidiano: frustrações, alegrias, derrotas, conquistas e, também, a programação genética individual.

O Clássico de Joseph H. Pilates 4

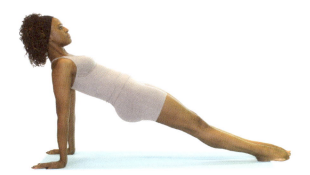

Mariangela Pereira Vieira
Maria Lucia Ide
Ticiane Marcondes Fonseca da Cruz
Victor Cicone Liggieri

No livro *Return to Life Through Contrology* (1945), Pilates escreveu um pequeno guia – *Guiding Principles of Contrology* –, para que os futuros praticantes entendessem os fundamentos básicos da Contrologia. Suas duas obras são as únicas referências fidedignas dos *princípios clássicos* de seu Método. Seus conhecimentos foram transmitidos a poucos alunos, que ficaram conhecidos como seus discípulos. Entre eles, podem ser citados: Romana Krizanoswka, Ron Fletcher, Mary Bowen e Katy Grant.

Após sua morte, seus discípulos foram os responsáveis por transmitir e difundir seu Método e seus Princípios pelo mundo, dando continuidade ao legado de Joseph Pilates, formando, assim, uma nova geração de profissionais.

O Método sofreu modificações ao longo dos anos; alguns princípios clássicos permaneceram, enquanto outros foram alterados com base em pesquisas científicas. Como exemplo, para os 34 exercícios do repertório original, foram adicionados novos movimentos, progressões e adaptações, buscando-se qualidade e eficiência durante a sua execução.

Há, no entanto, um consenso em relação à grande parte dos princípios que regem o método: priorizar a qualidade de movimento e a segurança do indivíduo durante sua execução. Surge, então, o que se pode nomear de *princípios contemporâneos* do Método Pilates.

4.1 Guia dos princípios da Contrologia de acordo com J. H. Pilates

> Onde pés chatos, colunas curvas, abdominais protusos, ombros para frente, peitorais enfraquecidos, pernas abertas, e joelhos fechados são curados através de exercícios corretivos. (Pilates, 1934, p. 1)

As ideias a seguir são as interpretações literais de Joseph H. Pilates a respeito dos *princípios clássicos* que norteavam a Contrologia, entre eles:

- respiração;
- concentração;
- controle;
- precisão de movimento;
- paciência;
- persistência;
- a haste flexível (centro);
- fluidez.

Este Guia deu início a uma nova abordagem de condicionamento físico em sua época, contudo, para Rael Isacowitz (2006), Joseph não definiu nem mesmo entendia muitos dos conceitos que hoje são claros para nós.

Dessa forma, é importante abordar os *princípios contemporâneos* do Método, que adicionam uma nova percepção: (i) a de que o Método Pilates não oferece apenas uma conexão entre mente e corpo, mas (ii) é também um *Sistema de Exercícios* baseado em estudos científicos que, se utilizado em seu potencial máximo, pode melhorar a qualidade de vida do ser humano.

4.1.1 Princípios clássicos

▪ Limpando a casa com a circulação sanguínea: respiração

Segundo Joseph H. Pilates (1938), os exercícios elaborados estimulavam a circulação sanguínea, purificando o sangue e limpando o organismo, como um chuveiro interno, nutrindo as fibras musculares e trazendo benefícios para o coração. Esses benefícios seriam alcançados por meio da correta respiração.

A respiração era considerada uma arte tão importante que seria o "primeiro e último ato da vida", e os reais benefícios dos exercícios somente seriam obtidos pela correta respiração.

Para alcançar tal domínio, este deveria ser ensinado desde a infância e de maneira individualizada (Pilates, 1934, p. 8), sendo esta a primeira lição oferecida ao aluno.

Entre as evoluções do Método, a manobra respiratória sofreu uma grande mudança, pois, para Pilates, a técnica respiratória adequada seria a seguinte:

> Durante a INSPIRAÇÃO, que deve ser longa e profunda o suficiente para expandir a parte superior do peito, simultaneamente SUGAR O ABDÔMEN PROJETANDO O PEITO PARA FORA. (Pilates, 1945, p. 13)

> Na expiração retirar todo o ar dos pulmões através de uma expiração forçada e uma pequena flexão de coluna, permitindo esvaziar cada átomo de ar dos pulmões até que ele esteja livre de todo ar como o vácuo. (Pilates, 1934, p. 43)

Os movimentos de enrolar e desenrolar a coluna como uma roda, rolando para frente e para trás, vértebra por vértebra, visavam estimular a entrada de ar puro e a saída de ar impuro, para limpeza dos pulmões.

▪ Concentração, controle e precisão de movimento

O *controle* da mente levaria o praticante à *precisão* do *movimento*. O movimento deveria ser dominado subconscientemente, para, então, dar-se início ao aprendizado de um novo exercício proposto na Contrologia.

> Sempre mantenha sua mente concentrada no exercício enquanto você os executa, ou não faça Contrologia. (Pilates, 1945, p. 11)

A Concentração seria o caminho para integração de corpo, mente e espírito.

> Concentre-se nos movimentos corretos cada vez que você executa os exercícios, para que você não os faça impropriamente perdendo todos os seus benefícios. Os exercícios praticados com a devida *concentração* serão armazenados no subconsciente e *refinados* durante sua prática. (Pilates, 1945, p. 11)

▪ Paciência e persistência

> *Lembre-se:* Roma não foi construída apenas em um dia, paciência e persistência são qualidades vitais para o sucesso. (Pilates, 1945, p. 11)

A prática deveria ser constante, e o praticante deveria persistir e não sucumbir à preguiça; Joseph indicava a prática de quatro vezes por semana, durante três meses, para que os resultados pudessem ser percebidos. Dormir bem e ter uma dieta apropriada deveriam complementar o Método.

▪ A haste flexível

A coluna vertebral é discutida amplamente em seu livro como uma haste flexível responsável por grande parte dos movimentos realizados em nosso dia a dia, e também como um indicador de juventude:

> Se sua coluna é inflexível e rígida aos 30 anos, você é velho; se ela é completamente flexível aos 60 anos, você é jovem. (Pilates, 1945, p. 16)

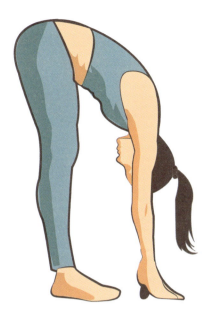

Figura 4.1 – Rolando para baixo.

Para Joseph H. Pilates, o bebê era o exemplo perfeito de como a coluna deveria ser e permanecer durante a vida adulta: as costas permaneceriam planas se a coluna ficasse ereta como um tubo de PVC e, ao mesmo tempo, flexível como uma mola de aço.

Ao levantar-se do solo, Joseph indicava ao praticante sempre realizar movimentos de "enrolar e desenrolar" a coluna ao ficar em pé, para que, gradualmente, ela retornasse à condição normal de nascimento, melhorando, assim, a flexibilidade.

Nesse aspecto, a Contrologia vem para desmentir a frase "você só é tão velho o quanto se sente velho" (*you are only old as you feel*) (Pilates, 1945, p. 16).

> A arte da Contrologia prova que o verdadeiro guia para sua idade real não está na idade ou como você pensa que se sente, mas na verdade é indicada pelo grau natural e normal de flexibilidade de sua coluna durante sua vida. (Pilates, 1945, p. 16)

▪ Fluidez

A *fluidez*, para Joseph H. Pilates, deveria estar presente no dia a dia do ser humano e não somente durante a execução dos exercícios. Os resultados de uma vida agitada e de atos mecânicos se refletem na maneira abrupta de sentar, levantar,

> caminhar e comer. Esses padrões rígidos seriam modificados pelos de movimentos
> fluidos que, com o tempo, se tornariam naturais. (Pilates, 1945, p. 23)

A necessidade constante do relaxamento e alongamento da musculatura é descrita em seu livro, priorizando o desenvolvimento de músculos flexíveis em vez de músculos hipertrofiados, permitindo que o corpo fosse exercitado de maneira uniforme. Os movimentos apropriados seriam naturais para o corpo das pessoas, como o são para os animais; o melhor exemplo disso é a descrição do gato ao acordar e espreguiçar-se de forma lenta e fluída.

4.1.2 Princípios contemporâneos

• Respiração

A respiração é um dos fatores fundamentais do Método, por auxiliar no controle dos movimentos. Durante o ato respiratório, as estruturas envolvidas estão diretamente relacionadas à estabilização e ao controle desses movimentos, além de facilitar a integração corpo-mente, proporcionando maior concentração.

4.1.3 Considerações biomecânicas

Para Souchard (1980), a mecânica respiratória satisfatória tem relação direta com a mobilidade das estruturas torácicas e do equilíbrio dos músculos envolvidos na respiração. No entanto, a biomecânica da caixa torácica não acontece de maneira isolada, já que está inserida na mecânica corporal global.

Os músculos do corpo humano estão conectados entre si por meio de fáscias e aponeuroses, que os agrupam em cadeias musculares interagindo continuamente. Dessa maneira, durante um desequilíbrio muscular de determinado segmento corporal, haverá uma desorganização que se estenderá ao sistema locomotor em sua globalidade (Bienfait, 1995). Da mesma maneira, um acometimento respiratório altera sua mecânica, trazendo reflexos à organização global e, consequentemente, aos movimentos corporais.

A respiração possui dois mecanismos importantes, a *inspiração* e a *expiração*, que contam com estruturas musculares divididas em quatro grupos:

- *Inspiradores principais*: diafragma, supracostais, intercostais externos (elevam as costelas e o esterno).
- *Inspiradores acessórios*: músculos escalenos, esternoclidomastoídeos e serráteis anteriores; e ainda os músculos peitorais maiores e menores, grandes dorsais, serráteis posterossuperiores e as fibras superiores do sacrolombar (ajudam no aumento dos diâmetros do tórax em situações de maior esforço).
- *Expiradores principais*: intercostais internos.
- *Expiradores acessórios* (responsáveis pela expiração forçada): músculos abdominais, retoabdominais, oblíquos internos e externos, porção inferior do sacrolombar, longo dorsal, serráteis posteroinferiores, quadrados lombares e triângulo esterno (abaixam as costelas).

Durante a inspiração, há uma contração dos músculos inspiratórios, aumentando as dimensões da caixa torácica, diminuindo a pressão alveolar e, por fim, o abaixamento do diafragma. Quando os músculos inspiratórios atingem sua capacidade máxima de estiramento e a pressão interna está positiva, é necessário que o ar saia. Neste momento, o diâmetro da caixa torácica diminui, aumentando a pressão alveolar, e o diafragma retorna à sua posição inicial. Durante a expiração, há diminuição das dimensões da caixa torácica e elevação do diafragma.

O diafragma, por si só, é capaz de aumentar os três diâmetros torácicos (conhecidos informalmente como *diâmetro* ou *crescimento tridimensional da caixa torácica*) pelo abaixamento do centro frênico diafragmático (diâmetro vertical), pela elevação das costelas inferiores (diâmetro transverso) e das costelas superiores por intermédio do esterno (diâmetro anteroposterior) (Cf. Figuras 4.3 e 4.4).

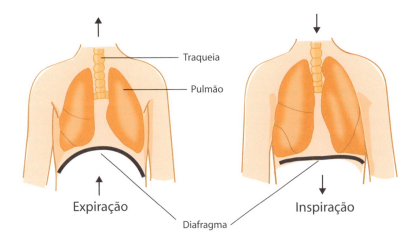

Figura 4.2 – Vista anterior do movimento do diafragma na respiração.

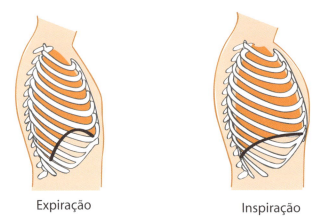

Figura 4.3 – Vista lateral do movimento do diafragma na respiração.

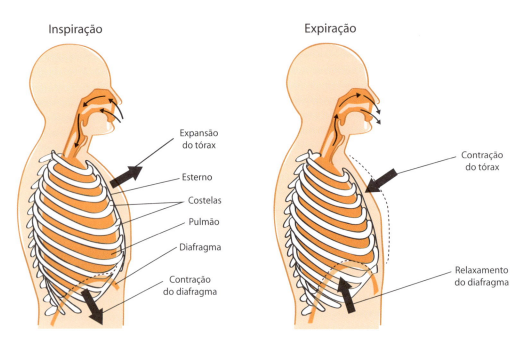

Figura 4.4 – Inspiração e expiração.

4.1.4 Considerações anatômicas do diafragma

Anatomicamente, o diafragma é descrito como um músculo assimétrico, que tem forma de uma abóboda côncava para baixo e separa as cavidades torácica e abdominal. Constitui-se de finos músculos digástricos justapostos, cujos tendões centrais, imbricados, formam o centro tendíneo (Souchard, 1980). Essa parte central tendinosa é conhecida como centro frênico, onde se originam os músculos do diafragma, tendo suas inserções no apêndice xifoide e na terceira vértebra lombar (L3).

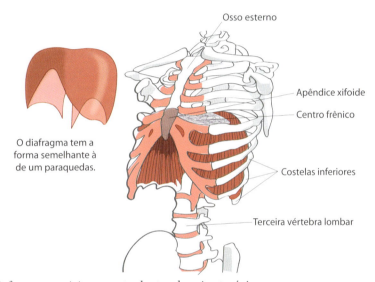

FIGURA 4.5 – Diafragma: posicionamento dentro da caixa torácica

Além de toda a relação do diafragma com as estruturas torácicas, há uma importante conexão com o tronco, a qual deve ser levada em conta, pois o diafragma está suspenso pela aponeurose e apoiado na coluna torácica.

Nota-se que não há continuidade de fáscias aponeuróticas no nível da cervical, mas, sim, aponeurose pré-vertebral, que serve de amarra para o esôfago, sob a sétima vértebra cervical (C7). O pescoço aparece relativamente livre de influências involuntárias por parte do diafragma, pois se observa que o elo que existe da cervical ao tórax é, sobretudo, um elo muscular (escalenos), tratando-se de uma cadeia que se pode controlar, enquanto uma suspensão aponeurótica está fora do alcance de nossas intervenções (Campignion, 2003).

Em virtude da ligação do diafragma com as estruturas abdominais e torácicas, percebe-se que a respiração tem uma relação direta com a estrutura da coluna vertebral. Verifica-se a perfeita continuidade entre a aponeurose do diafragma, do transverso do abdômen com o quadrado lombar até a crista ilíaca (psoasilíaco).

O peritônio que forma o conjunto da cavidade abdominal (como uma pleura) adere a essas aponeuroses, reforçando o estreito laço que une o diafragma aos músculos psoas, quadrado lombar e transversos. A porção vertebral mais interna é conhecida como pilares diafragmáticos ou pilares do diafragma.

Levangie (2005) considera que os pilares do lado direito (mediais) se inserem nos corpos vertebrais da primeira à quarta vértebra lombar, L1 à L4; já os pilares do lado esquerdo e suas respectivas inserções vão apenas da primeira à terceira vértebra lombar, L1 à L3. O pilar lateral se origina das arcadas do psoas e do quadrado lombar, sob as quais passam os respectivos músculos.

A aponeurose que recobre o diafragma e adere o contorno inferior, face interna da caixa torácica, tem continuidade com a aponeurose do transverso do abdômen, assim como com a do quadrado lombar e psoas. Os músculos psoas, o quadrado lombar e o diafragma recebem comandos do sistema nervoso autônomo, através do nervo vago e do sistema nervoso central, pela via do nervo frênico, sendo seu controle involuntário e voluntário ao mesmo tempo.

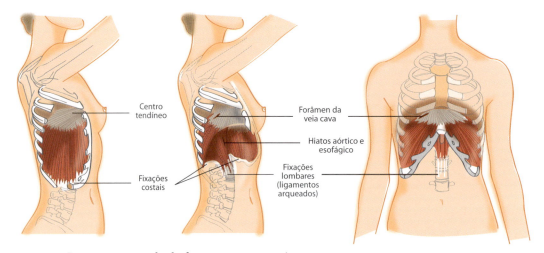

Figura 4.6 – Posicionamento do diafragma na caixa torácica.

A Figura 4.6 demonstra a relação do diafragma com os demais músculos envolvidos na respiração, permitindo observar com detalhes as conexões mecânicas que envolvem todo o processo e que o tornam global. Percebe-se, ainda, a continuidade desse músculo com os músculos transverso do abdômen e do triangular esterno, assim como sua comunicação entre as musculaturas toracoabdominal, pélvica e dos membros inferiores, que são mediadas pelos músculos psoas maior e iliopsoas.

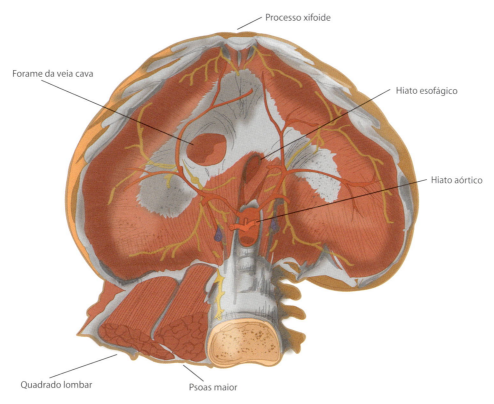

FIGURA 4.7 – Corte transversal do diafragma.

A ação coordenada do diafragma com os músculos abdominais e do assoalho pélvico promove a modulação das pressões diafragmática, intra-abdominal e pleural, tornando-o capaz de promover, simultaneamente, todo o mecanismo respiratório e também o mecanismo de estabilização da coluna.

O conjunto de músculos do assoalho pélvico isola a cavidade abdominal em sua extremidade inferior e posterior, formando o chamado diafragma pélvico (músculo elevador do ânus, isquiococcígeo, obturador interno e piriforme), cuja função é sustentar a pressão exercida pelas vísceras abdominais e o diafragma urogenital (músculos transversos profundos, superficial do períneo e ligamento transverso do períneo). Na respiração, a descida do centro frênico e a cocontração da musculatura abdominal tendem a empurrar as vísceras para baixo, provocando um estiramento do períneo. Este, por sua vez, realiza uma contração sinérgica por reflexo miotático, impedindo o extravasamento do conteúdo abdominal. A pressão intra-abdominal aumenta, facilitando, assim, a função respiratória e a estabilização da postura (Campignion, 1998).

O diafragma possui um papel importante na estática vertebral, em razão de sua inserção na região toracolombar, pois esta tende a desabar por sua orientação espacial e pela ação da gravidade. Além disso, as vértebras desse segmento, da nona torácica (T9) à segunda lombar (L2), tendem ao deslizamento posterior.

No centro da região de declive da coluna, está a 12ª vértebra torácica, que é definida como a vértebra de resistência contra a perda do "arco" ou vértebra diafragmática. Os pilares do diafragma podem ter uma ação ascendente, e sua ação é lordotizante, em virtude da tração que exerce em L1, L2 e em T12 indiretamente. O diafragma então compensa a insuficiência desse segmento, inclinando-se ao deslizamento posterior.

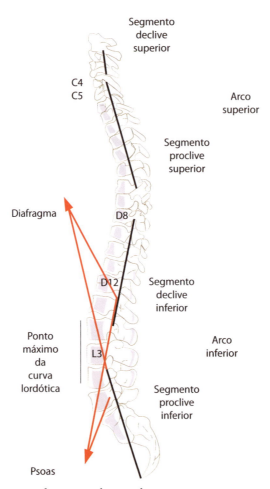

Figura 4.8 – Ação diafragma e do psoas sobre a coluna.

Como principal músculo da respiração, o diafragma desempenha um papel decisivo para o controle postural. As inserções nas costelas, no esterno e na coluna toracolombar comprometem a biomecânica da caixa torácica e, também, a organização da postura vertebral.

As ligações aponeuróticas com os músculos abdominais (principalmente transverso do abdômen, multífidos, quadrado lombar e iliopsoas) dividem a respiração, a mecânica lombopélvica e a mecânica dos membros inferiores, assim como a relação com a fáscia endotorácica e com os músculos intercostais, fazendo sua ação sobre o tórax se prolongar até a cintura escapular, os membros superiores e a coluna cervicotorácica. Todo esse posicionamento depende da atitude postural do tórax, que é determinada pela postura respiratória.

O funcionamento global do aparelho locomotor não acontece por acaso. Bienfait (1995), Campignion (2003) e Denys-Struyf (1995) descrevem o processo de solidariedade muscular, determinado pelas fáscias. Por meio dessa rede de tecido conjuntivo, a tensão é transmitida entre os músculos, que são agrupados em cadeias, cuja inter-relação e cujo equilíbrio produzem diferentes atitudes posturais, observadas nos seres humanos. Da mesma maneira, quando há um desequilíbrio, todo o sistema musculoesquelético precisa se reorganizar, o que gera, na maioria das vezes, desvios e deformidades posturais.

Sabe-se que, além da importância da respiração sobre a postura corporal, ela colabora significativamente em outros fatores. Tribastone (2001) fala da importância da respiração regular e eficaz para um bom equilíbrio psicomotor e emocional.

Além de ser uma função fisiológica vital, a respiração pode estar relacionada a vários fatores emocionais e comportamentais, nos quais qualquer desajuste da mecânica respiratória normal reflete em atos posturais característicos e vice-versa, alterando o estado emocional do indivíduo com relação à concentração e à fixação de pensamento.

4.2 Controle de centro e dissociação de membros inferiores e superiores

O conjunto de músculos localizados entre a região da cintura escapular até a região da cintura pélvica (músculos do abdômen, transverso do abdômen, glúteo máximo, quadrado lombar, multífidos etc.), que trabalham em sinergia para estabilizar o corpo e a coluna vertebral, com ou sem o movimento dos membros, recebem diferentes nomes no Método Pilates, entre eles: *core*, *powerhouse*, centro de força, casa de força, controle de centro etc.

Um dos grandes benefícios do Método é a possibilidade de melhor acionar essa "casa de força" e o seu correto aprendizado durante os movimentos. Seu fortalecimento e o aprendizado para e como acioná-lo têm sido pesquisados e atribuídos à diminuição de dores lombares, à melhor estabilização da região lombopélvica, à diminuição do índice de lesões lombares e à prevenção de lesões em atletas e sedentários na região lombar.

Entre os músculos dessa caixa, o que mais chama a atenção dos pesquisadores tem sido o músculo transverso do abdômen, e é ele um dos mais solicitados durante a prática do Método Pilates. Os exercícios que envolvem a musculatura do *powerhouse* são, em essência, chamados de *exercícios de estabilidade* ou *estabilização*.

O músculo transverso do abdômen é o mais profundo dos músculos abdominais do tronco, tendo como função primordial estabilizar a coluna vertebral e comprimir as vísceras. Segundo pesquisas, o atraso em sua pré-ativação antes do músculo principal durante o movimento tem demonstrado ser uma das principais causas de dores lombares (Moseley, Hodges e Gandevia, 2002).

Os músculos extensores do tronco e os abdominais dão forma e função ao tronco; eles compartilham uma relação sinérgica constante de forças que devem estar em constante equilíbrio. Tanto os abdominais quanto os extensores do tronco possuem camadas musculares, e são as camadas profundas as responsáveis pela estabilidade e pelo suporte da coluna vertebral. O conjunto de músculos abdominais é formado pelo reto do abdômen, pelos oblíquos interno e externo, e pelo transverso do abdômen. Já os extensores do tronco, com suas diversas camadas, conectam os músculos do pescoço, dos membros superiores, dos membros inferiores e da pélvis. Dentre essas duas grandes camadas musculares anterior e posterior, as camadas profundas são identificadas como fundamentais para a estabilidade funcional do tronco: os abdominais, em particular o transverso, e os multífidos.

Para Isacowitz (2006), esse sistema poderia ser chamado de *sistema interno de suporte* (SIS), semelhante ao *powerhouse* ou *core*.

O *core* é descrito por Akuthota:

> como uma caixa, com os músculos abdominais na parte da frente, paraespinhais e glúteas na parte de trás, o diafragma como telhado e o assoalho pélvico e a musculatura dos quadris como fundação. (Akuthota, 2008, p. 39)

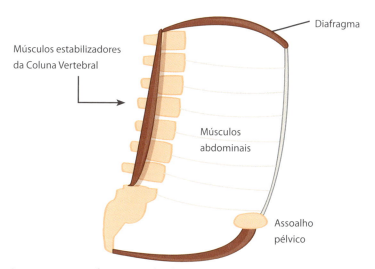

Figura 4.9 – Sistema interno de suporte (SIS) ou *core*, de acordo com Akuthota, 2008.

Durante os exercícios de Pilates, indica-se a expiração para que o músculo transverso do abdômen seja ativado, possibilitando uma melhor estabilidade da região lombopélvica. No entanto, segundo pesquisas de Akuthota (2004), o reconhecimento da posição neutra da pélvis é necessário para dar início à ativação do transverso do abdômen na posição deitado com os pés apoiados no solo. Outra dica interessante é solicitar, ao expirar, que o praticante imagine o umbigo indo em direção às costas e, ao mesmo tempo, o abdômen como um cinto, abraçando-o ao redor da cintura; essa manobra mostrou-se mais eficaz que apenas empurrar o umbigo para trás, o que, muitas vezes, leva a um mau posicionamento da caixa torácica e à retroversão (compressão da coluna lombar) do quadril no solo.

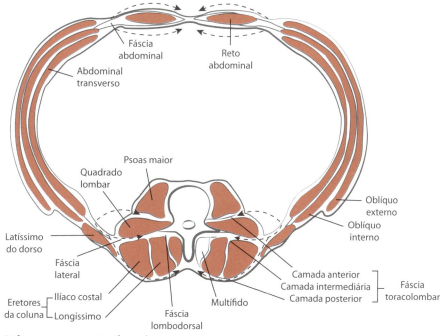

Figura 4.10 – Balão para expiração forçada.

Os músculos do *powerhouse* têm origem e inserção na caixa torácica, e, também, na cintura pélvica, portanto, o posicionamento correto, ou mais próximo do fisiológico, dessas duas caixas possibilita condições que facilitam a melhor ação muscular.

Sem a proteção desses músculos, a coluna se tornaria mecanicamente instável; de acordo com Akuthota (2008), um *core* fortalecido proporciona: "Estabilidade proximal para mobilidade distal".

4.3 Pelve neutra, coluna neutra e *imprint*

A pelve, como base de sustentação, transmite o peso do corpo aos membros inferiores, responsáveis pela locomoção. O equilíbrio sagital da pelve e a manutenção da lordose lombar fisiológica são determinados pela harmonia funcional entre os músculos abdominais, paravertebrais e a musculatura do quadril (glúteos, pelvitrocanterianos e iliopsoas).

> A PELVE NEUTRA é definida como o posicionamento das espinhas ilíacas anterossuperiores (EIAS) e do osso púbico no mesmo plano horizontal (plano coronal) quando estamos em pé e as EIAS no mesmo plano transverso. (Isacowitz, 2006, p. 21)

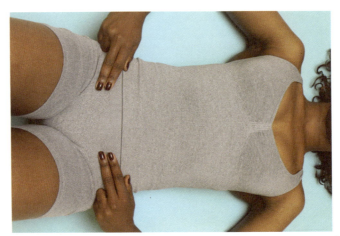

FIGURA 4.11 – Vista frontal para localização das espinhas ilíacas anterossuperiores e do osso púbico.

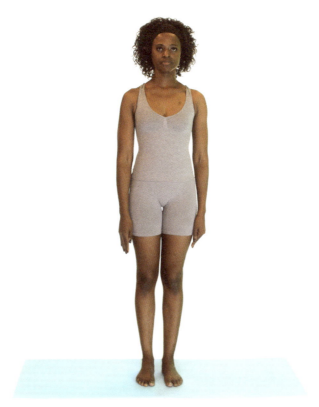

Figura 4.12 – Posicionamento neutro da pelve em pé.

Já o termo *coluna neutra* indica que as curvaturas fisiológicas ou naturais da coluna vertebral estão presentes.

Se a espinha ilíaca posterossuperior (EIPS) estiver mais alta que a EIAS, a pelve está em anteversão; se a EIAS estiver mais alta que a EIPS, a pelve está em retroversão.

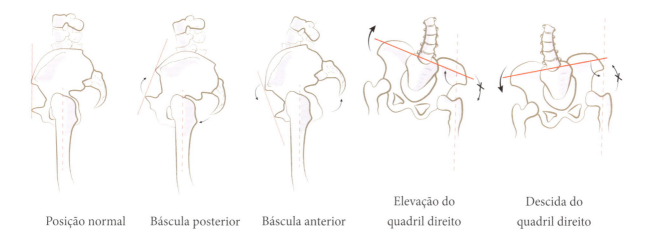

Posição normal   Báscula posterior   Báscula anterior   Elevação do quadril direito   Descida do quadril direito

Figura 4.13 – Conceito de pelve neutra.

O posicionamento neutro da pelve é um ponto de referência para o corpo durante as aulas de Pilates. Nessa posição, para Craig (2003), os discos intervertebrais encontram-se em uma posição segura, e não comprimidos.

Por definição, quando a coluna estiver neutra, a pelve deverá estar em posição neutra. No entanto, em alguns momentos isso não será possível, por exemplo, no exercício alongamento de uma perna, onde somente a pelve está em posição neutra.

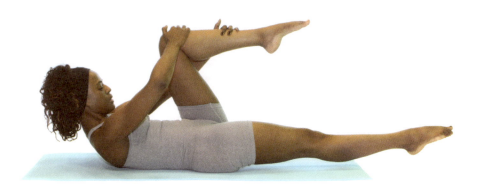

Figura 4.14 – Exercício de alongamento de uma perna, pelve em posição neutra.

O posicionamento neutro da pelve é o ideal a ser alcançado durante as aulas de Pilates, mas nem sempre é possível e deve ser analisado individualmente. Existem alguns casos nos quais pequenas adaptações são necessárias, como solicitar uma leve retroversão de quadril, para que os músculos da região lombar relaxem e o praticante consiga acessar os músculos abdominais de maneira mais adequada. Esse recurso chama-se *imprint*.

O *imprint* é uma posição indicada para os praticantes que ainda não possuem força suficiente nos músculos abdominais para estabilizar a região lombopélvica durante os movimentos de grande amplitude (membros inferiores e superiores na posição deitado ou em cadeia aberta). Biomecanicamente, é uma sutil inclinação posterior da pelve (desfazendo a curvatura da lombar) pela contração dos músculos oblíquos abdominais que aproximam a pelve da caixa torácica; há a coativação do transverso do abdômen e do assoalho pélvico. Os músculos que causam este movimento são os flexores do tronco.

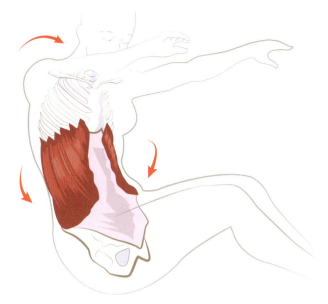

FIGURA 4.15 – A ação simultânea de ambos os músculos oblíquos externos coincide com a dos retos abdominais.

4.4 Organização craniovertebral e crescimento axial (articulação de coluna)

O princípio da organização craniovertebral está relacionado especialmente aos movimentos de flexão (enrolamento) e extensão (retorno do enrolamento) da coluna vertebral, assim como no movimento singular de crescimento axial.

Para que a mecânica desse trabalho seja compreendida, será elucidado, de maneira geral, como o movimento de enrolamento e seu retorno se desenvolvem no espaço, na dinâmica e na posição estática (crescimento axial).

Esse sistema flexor-extensor, quando em equilíbrio, cria um trabalho de descompressão vertebral (alongamento axial), que acontece na posição estática, porém, há ativações musculares sutis que garantem essa sinergia.

O trabalho de enrolamento e crescimento axial está relacionado a um trabalho preciso de diversos músculos da região craniofacial e craniovertebral, correspondentes às estruturas de pequeno porte localizadas nessa região. O equilíbrio entre os músculos flexores e extensores encontra nesse processo quase um antagonismo completo durante todo o movimento de enrolamento do tronco. O crescimento axial acontece quando há um equilíbrio entre os flexores e os extensores, vencendo a força da gravidade.

4.4.1 Enrolamento a partir da cabeça

O enrolamento da cabeça começa pelo movimento occipital-áxis. Os músculos correspondentes são todos aqueles situados acima do hioide; portanto, todos os músculos da face, da mastigação, da deglutição e os músculos pré-vertebrais localizados mais acima, os sub-hioides, têm, nesse caso, como única função fixar o osso hioide. Eles têm como antagonistas os quatro músculos cruzados extensores das duas primeiras vértebras cervicais: retos e oblíquos da cabeça. Quando o movimento occipital-áxis se difunde pelas vértebras cervicais e dorsais, os sub-hioides e os pré-vertebrais inferiores se contraem.

Para se manter a cabeça em equilíbrio, é necessária uma relação dos músculos posteriores da nuca com os flexores do pescoço; os extensores lutam contra a gravidade, ao passo que os flexores são por ela auxiliados. Isso explica a existência de um tônus permanente dos músculos da nuca para se opor à queda da cabeça para frente: quando, durante o sono em posição sentado, esse tônus diminui, a cabeça cai e vai de encontro ao esterno.

Essa ação se prolonga pelo tronco, que realiza a flexão por intermédio de diversos músculos (reto abdominal, oblíquos externos, internos, intercostais, transverso do abdômen e músculo do períneo – fibras longitudinais). Ressalta-se a precisa ação dos músculos extensores do tronco antagônicos ao trabalho de flexão, que gera o movimento de enrolamento harmonioso, sem interrupções na coluna e com aumento do espaço intervertebral.

Uma dica prática durante os movimentos de enrolamento é lembrar que o olhar é um condutor do movimento: ao olhar para baixo, a tendência é a flexão; e, ao olhar para cima, a tendência é a extensão.

4.4.2 Enrolamento a partir da pelve

O enrolamento do eixo craniossacral também pode acontecer por uma via oposta, começando pela pelve. Quando esse mecanismo acontece, é a partir da ação das fibras longitudinais do períneo que se inicia o movimento. A ativação desse feixe de fibras do períneo aproxima o cóccix do púbis e coloca a inserção do retoabdominal em condições ideais para o começo do enrolamento. Ao mesmo tempo, a ação das fibras transversas do períneo geram a abertura das asas ilíacas, o que aumenta o espaço lateral das inserções dos músculos espinhais inseridos posteriormente nos ilíacos.

Inicia-se, nessas condições, o movimento de enrolamento começando pela pelve, que entra em um movimento de retroversão e flexão anterior das últimas vértebras lombares. O processo é mantido, continuado pelo retoabdominal e segue em enrolamento até a região da oitava vértebra dorsal (D8). O caminho oposto conta com o relaxamento dessa ativação muscular e o retorno à neutralidade.

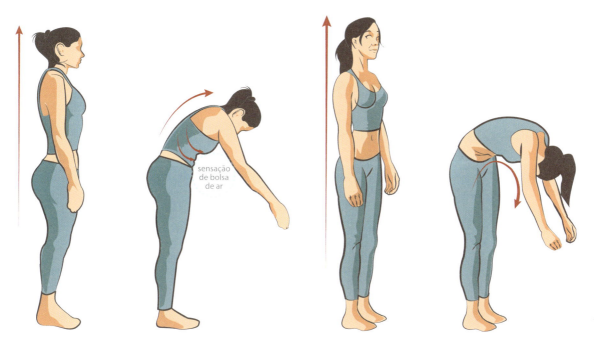

Figura 4.16 – Enrolamento a partir da pelve.

4.4.3 Crescimento axial

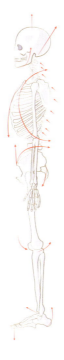

Figura 4.17 – Crescimento axial.

O crescimento axial está relacionado à postura, especialmente, estática e é o resultado do processo de descompressão vertebral, que acontece quando há ativação simultânea dos músculos extensores da região posterior e dos flexores anteriores, que geram o autocrescimento da coluna vertebral. Isso pode ser demonstrado ao solicitar ao aluno que cresça com o topo da cabeça em direção ao teto, imaginando um balão insuflado.

4.5 Alinhamento e descarga de peso de membros inferiores e superiores

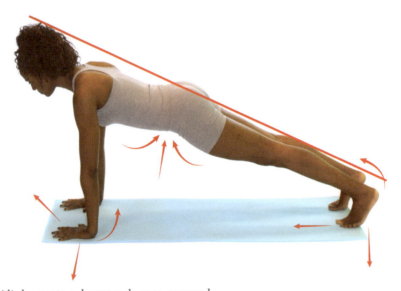

Figura 4.18 – Alinhamento e descarga de peso corporal.

4.5.1 Alinhamento corporal

O conceito de alinhamento corporal busca preservar as estruturas corporais ósseas, otimizando o funcionamento dos músculos durante os movimentos; assim, o praticante poderá executar movimentos eficientes com menor gasto de energia.

O mau alinhamento corporal pode alterar a distribuição de cargas, a distribuição de pressão nas superfícies articulares e a demanda um trabalho muscular adicional para manter o equilíbrio, ou a distensão dos ligamentos envolvidos no movimento, contribuindo para a degeneração articular e gerando tensões inadequadas.

4.5.2 Descarga de peso

É o conceito que leva o praticante a descarregar o peso em direção à superfície de contato, pelos membros, especialmente quando estes suportam o peso de algum segmento corporal, por ação equilibrada dos músculos, evitando a sobrecarga em outras articulações.

Quando se está em pé, as estruturas do pé estão interligadas, de forma que a carga se distribua por sobre ele. Cerca de 50% do peso corporal se distribui por meio da articulação subtalar para o calcâneo, e 50%, pela cabeça dos metatarsos; e a cabeça do primeiro metatarso sustenta duas vezes a carga sustentada pelos outros metatarsos. Porém, a arquitetura do pé pode influenciar nessa distribuição, assim como as anomalias de seu alinhamento.

As posições em que as mãos precisam sustentar o peso do corpo, como pranchas e quadrúpedes, desafiam bastante esse princípio e levam o praticante a entender a importância da distribuição e da descarga uniforme do peso a partir de um bom alinhamento, facilitando, também, a organização da cintura escapular.

Portanto, para que o corpo tenha uma boa descarga de peso, é necessário posicionar-se em um bom alinhamento corporal; este, consequentemente, proporciona uma boa descarga de peso. Alinhamento corporal e descarga de peso são conceitos dependentes.

Pilates: a arte de educar o corpo 5

Daniele Pereira Gimenez

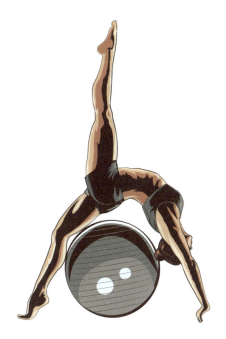

5.1 Clássico *versus* contemporâneo

Desde sua criação, o Método Pilates passou por diversas mudanças e adaptações, a fim de aperfeiçoar-se aos tempos atuais.

Sua origem advém de uma combinação de diversas técnicas, não sendo possível reduzi-lo apenas à execução e à ordem dos exercícios. Ao fazê-lo, os outros componentes do Método passam a ser desconsiderados, tornando-o um instrumento pobre na melhoria da condição física humana.

Joseph H. Pilates comprometia-se com o praticante com especial empenho para descobrir o melhor caminho para organizar e reeducar seu movimento, e, assim, proporcionar-lhe melhor qualidade de vida. Por essa razão, constantemente, pesquisam-se e ampliam-se os conceitos de movimento do corpo humano, sem ignorar a essência do Método de integrar completamente o ser humano e desenvolver uma condição favorável para alcançar a felicidade.

5.2 As diferentes Escolas de Pilates

As diferenças relevantes entre as Escolas do Método Clássico e as Escolas Contemporâneas dizem respeito à nomenclatura dos princípios da Contrologia, aos nomes dos exercícios e aos conceitos ampliados de suas aplicações, contudo, não há métodos distintos, o que permite a continuação do legado deixado por Joseph H. Pilates.

Atualmente, pode-se perceber a influência determinante que o Método desenvolvido por Joseph promove no ambiente do condicionamento físico e da reabilitação. É fato que, após a sua morte, seu sistema foi difundido e continua a ganhar adeptos pelo mundo. O Método tornou-se um bem público e, por consequência, sua deturpação foi inevitável. O nome *Pilates* passou a ser comercializado como bem de consumo, em vez de promover melhor condição de vida para a humanidade, como era do desejo de seu criador.

A comercialização do nome *Pilates* também diversificou o número de Escolas do Método, dificultando a escolha de profissionais e praticantes. Dessa forma, o ideal é observar e avaliar o conteúdo oferecido pelas Escolas, a fim de obter o máximo de informações necessárias. Assim, são fatores importantes a se observar:

- linguagem ou didática adotada;
- sugestão de exercícios ou programação a seguir;
- princípios adotados: fundamentação científica;
- aplicação de conceitos biomecânicos;
- tempo de formação;
- estágio prático e supervisionado.

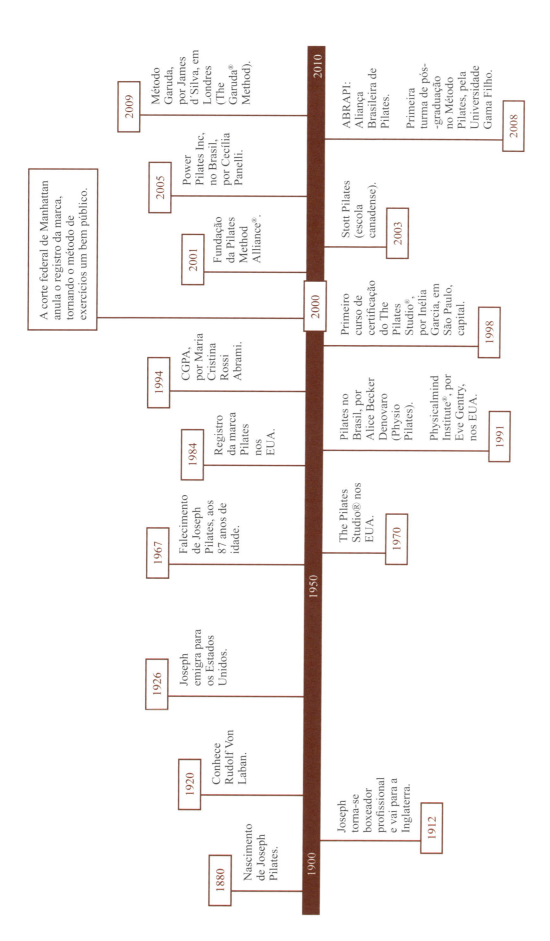

Figura 5.1 – Linha do tempo: a evolução do método Pilates.

Segunda parte
A arte de educar o corpo

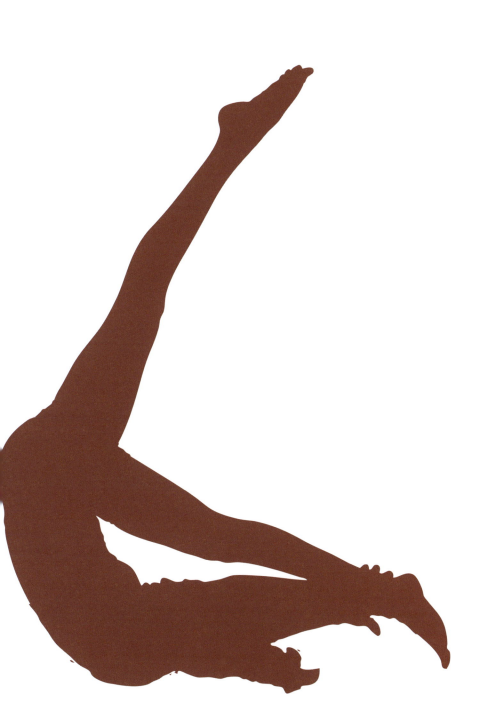

Os 34 exercícios de Pilates no solo (Mat Pilates) 6

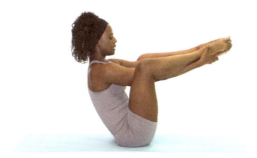

Ticiane Marcondes Fonseca da Cruz

> A aquisição e o desfrutar do bem-estar físico, da mente calma e da paz espiritual não tem preço... E é apenas através da Contrologia que essa trindade única de corpo, mente e espírito em equilíbrio poderá ser alcançada.
> (J. H. Pilates, 1945)

Recomendações para a prática do Pilates:

1) Consulte um médico antes de iniciar qualquer programa de exercícios.
2) Gestantes, idosos, pessoas com lesões ortopédicas, com alterações do labirinto ou qualquer outro tipo de limitação física devem consultar um médico e um fisioterapeuta antes de iniciar qualquer atividade física.
3) Nem todos os exercícios são adequados para todas as pessoas.
4) Interrompa imediatamente o exercício caso sinta dor ou desconforto.
5) Não realize exercícios em jejum e respeite o período de digestão das refeições.
6) Pratique atividade física segura; consulte um profissional de Educação Física para orientação adequada.
7) Os exercícios apresentados neste livro têm caráter demonstrativo.
8) O número de séries e repetições deve ser determinado respeitando o condicionamento físico e as limitações de cada pessoa.
9) Este ou qualquer outro programa de exercícios, se realizado inadequadamente, pode ocasionar lesões.
10) Os autores não assumem a responsabilidade pelo uso inadequado deste livro.
11) Procure um local calmo e limpo para a prática, use roupas confortáveis e mantenha-se hidratado.[1]

---

[1] Extraído do livro: MARTINS, D. S.; CRUZ, T. M. F. *Exercícios com a Bola:* Um guia prático. 2. ed. São Paulo: Phorte, 2009.

6.1 Dor, cuidados e precauções

Mesmo em boas condições físicas, caso sinta algum tipo de desconforto ou esteja se recuperando de alguma lesão, alguns pequenos ajustes podem ser feitos aos exercícios apresentados.

6.1.1 Dores ou desconforto na região lombar

Deitado de costas (decúbito dorsal), quando os joelhos estiverem estendidos, recomenda-se flexioná-los e apoiar os pés no solo. Também é possível manter as pernas em posição de cadeira: quadril e joelhos a 90°, pés fora do solo. Interrompa imediatamente o exercício caso a dor persista.

Deitado com a barriga para baixo (decúbito ventral), durante as extensões de coluna, não exagere no movimento, procure acionar a musculatura abdominal, evitando uma hiperlordose e protegendo a região lombar.

6.1.2 Dores ou desconfortos na região cervical

Coloque uma almofada ou uma toalha enrolada sob o pescoço.

6.1.3 Dores ou desconfortos nos punhos

Mantenha os ombros longe das orelhas e evite hiperestender (esticar) os cotovelos.

Afaste os dedos das mãos ao tocar o solo, aumentando, assim, a superfície de contato e melhorando a base de suporte

Empurre o solo com as mãos, formando um arco palmar (como uma ventosa), aliviando a descarga de peso sob os punhos.

6.1.4 Durante a prática dos exercícios em pé

Caso sinta qualquer um dos seguintes sintomas: desequilíbrio, tontura ou dor, interrompa imediatamente o exercício.

Caso perca o equilíbrio durante o exercício, utilize o apoio de uma parede, um bastão ou um espaldar.

Procure manter a direção do olhar no horizonte e a musculatura abdominal e a do assoalho pélvico acionadas.

6.1.5 Durante os rolamentos

Ao rolar para trás, evite deixar o peso do corpo apoiado na coluna cervical e controle a velocidade do movimento.

6.2 Guia prático dos 34 exercícios descritos

Os 34 exercícios desenvolvidos por Joseph H. Pilates serão apresentados em sua versão contemporânea, ou seja, algumas modificações foram realizadas, mas procurou-se preservar a essência dos movimentos criados por ele. O leitor poderá comparar a versão clássica executada por Joseph H. Pilates, por meio de ilustrações, e a versão contemporânea, representada pelas fotos.

O nome e a ordem dos exercícios seguem a organização do livro *Return to Life Through Contrology* (Pilates e Miller, 1945), contudo, isso não significa que devem ser executados nessa mesma ordem.

Os seguintes itens devem ser observados para cada exercício:

- **Objetivo do exercício**: alguns exercícios podem ser utilizados para aquecimento, mobilização articular, desafio ao equilíbrio etc.
- **Dicas essenciais**: dicas de organização corporal para executar o movimento com segurança e precisão.
- **Foco muscular**: grupo muscular mais solicitado durante o movimento.
- **Respiração**: sugestão para inspiração e expiração durante determinadas fases do movimento.
- **Contrologia**: qual o princípio clássico ou contemporâneo do Método Pilates que está sendo mais solicitado durante o movimento?
- **Acessório**: utilização de acessórios, como faixas elásticas, rolos, bola suíça etc., para diversificar o exercício.

6.2.1 Nível dos exercícios

- **Iniciante**: para aqueles que precisam se familiarizar com o Método, seus conceitos, princípios e movimentos.
- **Intermediário**: para aqueles que já se sentem confortáveis com o Método e desejam adicionar mais desafio ao corpo após terem dominando o nível iniciante.
- **Avançado**: para aqueles que dominam completamente o nível intermediário com segurança, conhecem os conceitos e princípios, e desejam adicionar novos movimentos e desafios ao corpo, priorizando a qualidade. Exige do praticante um melhor condicionamento físico, mais força da musculatura abdominal, concentração e coordenação.

Há sugestões que visam facilitar o movimento para os praticantes que encontrarem dificuldades em sua execução, mas também existem sugestões para aqueles que desejam progredir o movimento proposto.

Existem exercícios de nível avançado, nos quais os movimentos podem ser divididos em pequenas partes, para, assim, adequá-los aos diferentes níveis de condicionamento físico e aprendizado.

6.2.2 Descrição dos 34 exercícios

1 O cem (*the hundred*)

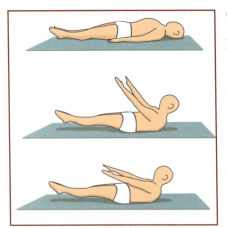

Objetivo: desafiar a estabilidade do tronco, da lombar e da pelve, melhorar a força abdominal, estimular a circulação e o aquecimento do corpo.

Dicas essenciais: manter a organização e o alinhamento da cabeça e cervical, os ombros afastados das orelhas e a lombar apoiada no solo.

Foco muscular: músculos abdominais.

Posição inicial: decúbito dorsal, pelve neutra, quadris e joelhos em flexão (posição da cadeira). Braços paralelos ao tronco com as palmas das mãos para baixo (Figura 6.1).

Movimento: flexionar a coluna, elevando os braços do solo até a altura dos ombros, estender os joelhos para a diagonal. Elevar os braços em cinco tempos, inspirando, e abaixá-los em cinco tempos, expirando. Repetir o movimento até completar dez séries (Figura 6.2).

Respiração: inspirar ao elevar os braços, expirar ao abaixar.

Contrologia: respiração; controle de centro e dissociação de membros inferiores e membros superiores.

Iniciante: manter os pés apoiados no solo (Figura 6.3).

Intermediário: pernas em posição de cadeira (joelhos e quadris flexionados a 90º).

Avançado: aproximar as pernas do solo, aumentando o ângulo de extensão dos quadris (Figura 6.4).

Acessório: anel de resistência entre os tornozelos (Figura 6.5). Faixa elástica entrelaçada entre as pernas (Figura 6.6).

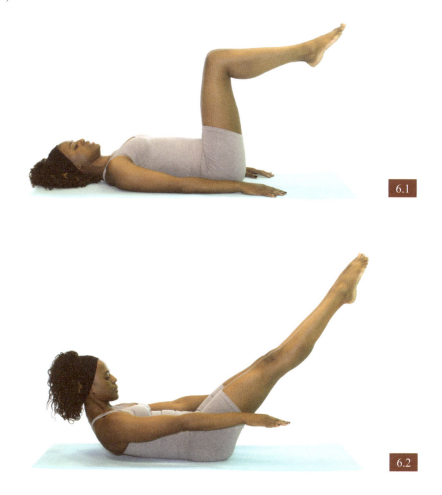

6.1

6.2

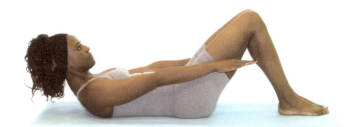

6.3

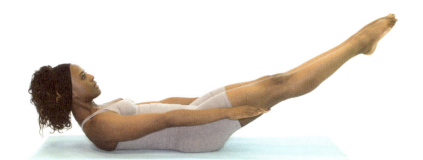

6.4

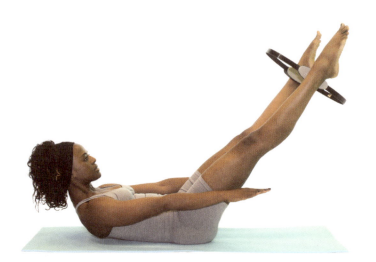

6.5

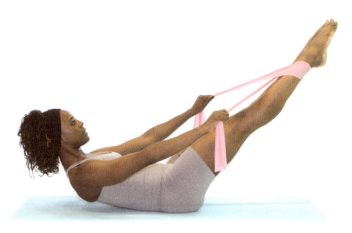

6.6

2 Rolamento para cima (*the roll-up*)

Objetivo: melhorar a força abdominal, a mobilidade vertebral e a estabilidade do tronco.

Dicas essenciais: manter a organização e o alinhamento da cabeça e cervical, ombros afastados das orelhas; evitar movimentação excessiva da pelve e do tronco, bem como uso de impulso durante a flexão.

Foco muscular: músculos abdominais.

Posição inicial: decúbito dorsal, pelve neutra, joelhos estendidos, calcanhares pressionando o solo, pés em dorsiflexão. Braços elevados acima da cabeça, cintura escapular organizada (Figura 6.7).

Movimento: elevar os braços a 90°, com os dedos apontados para o teto (Figura 6.8), flexionar a coluna até a posição sentada (Figura 6.9), manter a coluna em flexão (Figura 6.10) e os braços paralelos ao solo (Figura 6.11). Retornar à posição inicial até apoiar a cabeça.

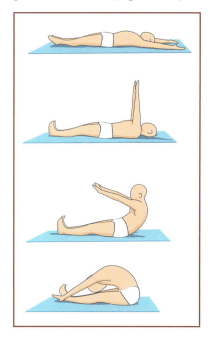

Respiração: inspirar ao elevar os braços, expirar durante a flexão da coluna. Inspirar ao finalizar o movimento, expirar ao retornar à posição inicial.

Contrologia: controle de centro, organização craniovertebral e crescimento axial.

Iniciante: realizar meia flexão da coluna (Figura 6.9).

Intermediário: joelhos flexionados, pés apoiados no solo (Figura 6.12).

Avançado: manter os braços paralelos às orelhas durante todo o movimento (Figura 6.7).

Acessório: faixa elástica em volta dos pés (Figura 6.13); anel de resistência nas mãos (Figura 6.14).

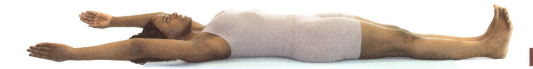

6.7

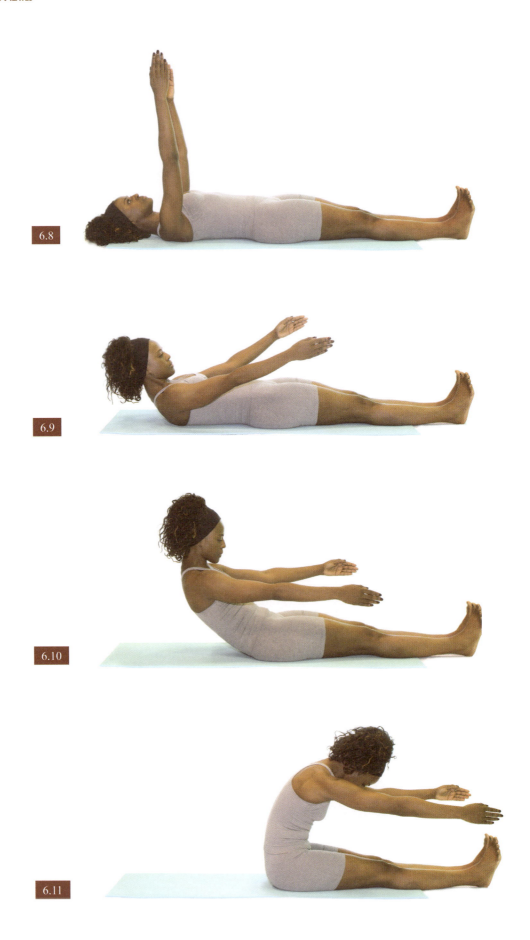

6.8

6.9

6.10

6.11

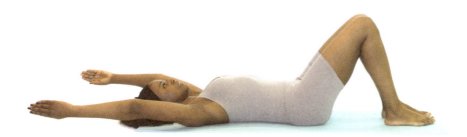
6.12

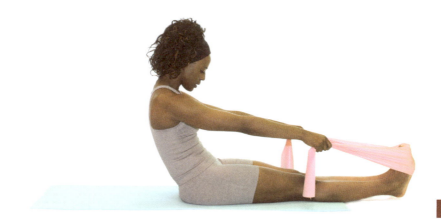
6.13

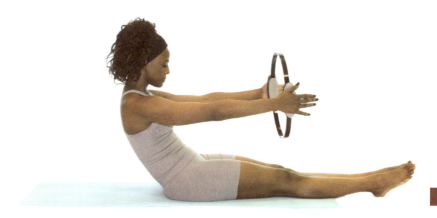
6.14

3 Rolamento por cima (*the rollover*)

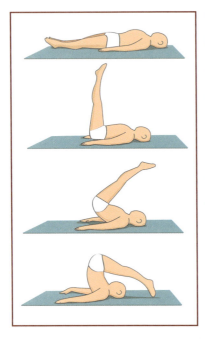

Objetivo: melhorar o controle abdominal e a mobilidade vertebral; desafiar a estabilidade do tronco contra a gravidade.

Dicas essenciais: evitar apoiar o peso sobre a coluna cervical, ombros longe das orelhas.

Foco muscular: músculos abdominais.

Posição inicial: decúbito dorsal, pelve neutra, joelhos estendidos, pés em dorsiflexão. Braços paralelos ao tronco, com as palmas das mãos para baixo (Figura 6.15).

Movimento: elevar as pernas do solo até 90° (Figura 6.16), iniciar o rolamento para trás pela pelve até apoiar as escápulas. Pernas paralelas ao solo (Figura 6.17). Afastar as pernas na largura dos ombros, flexionar os quadris até que os pés toquem o solo. Estender os quadris até que as pernas fiquem paralelas ao solo. Retornar à posição inicial aproximando as pernas (Figura 6.18).

Respiração: expirar durante o rolamento. Inspirar nas pausas.

Contrologia: controle de centro, organização cranioverterbral, *imprint*.

Iniciante: realizar somente metade do movimento (Figuras 6.15 e 6.16).

Intermediário: manter quadris e joelhos flexionados e realizar todo o movimento (Figura 6.18).

Avançado: inverter a respiração.

Acessório: bola pequena apoiada na região lombar (sacro) (Figura 6.19); meia-lua apoiada na região lombar (sacro) (Figura 6.20).

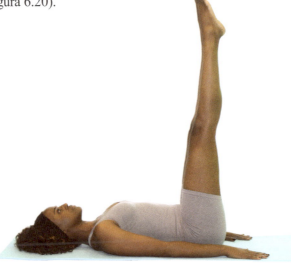

6.15

Os 34 exercícios de Pilates no solo (Mat Pilates)

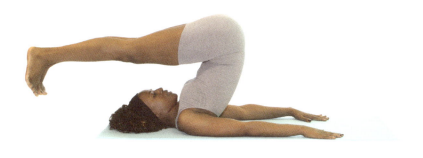
6.16

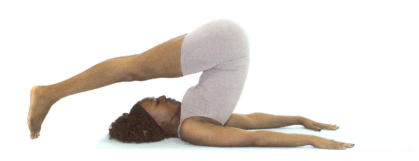
6.17

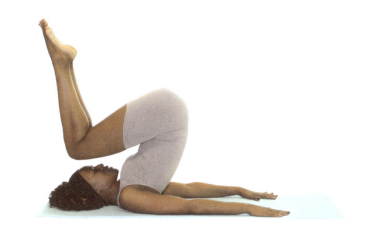
6.18

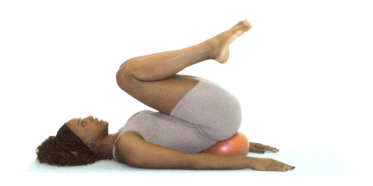
6.19

73

■ MÉTODO PILATES

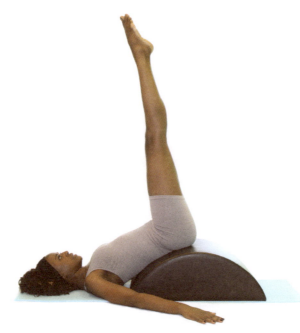

6.20

4 O círculo com uma perna (*the one leg circle*)

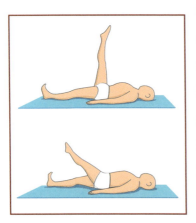

Objetivo: melhorar a estabilidade lombopélvica, dissociação de quadril, controle dos flexores do quadril e relaxamento da musculatura ao redor da articulação coxofemoral.

Dicas essenciais: ombros afastados das orelhas, manter a pelve em posição neutra, evitar movimentos excessivos de pelve e tronco.

Foco muscular: músculos abdominais e flexores do quadril.

Posição inicial: decúbito dorsal, pelve neutra, joelhos estendidos, uma perna elevada com flexão de quadril a 90° e a outra perna apoiada no solo. Braços paralelos ao tronco, com as palmas das mãos para baixo (Figura 6.21).

Movimento: realizar círculos com a perna que está elevada, procurando manter a pelve estável. Inverter o sentido do círculo e repetir o movimento para a outra perna (Figura 6.22).

Respiração: inspirar para metade do círculo, expirar para a outra metade.

Contrologia: controle de centro e dissociação de membros inferiores; concentração, controle e precisão de movimento.

Iniciante: manter os joelhos flexionados (Figura 6.23).

Intermediário: perna que realiza o movimento, com joelho flexionado; a outra, apoiada no solo com joelho em extensão (Figura 6.24).

Avançado: aumentar a amplitude do movimento invertendo a respiração ou aumentar a velocidade do movimento.

Os 34 exercícios de Pilates no solo (Mat Pilates)

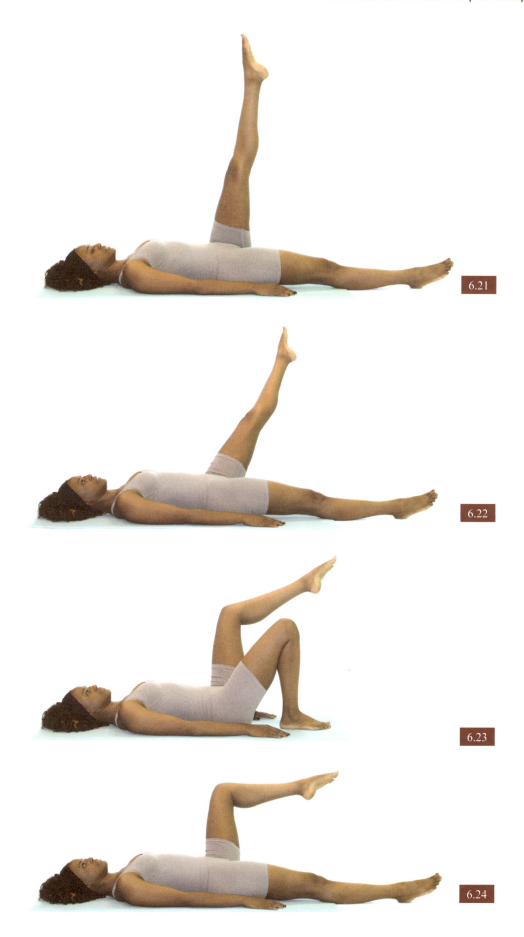

6.21

6.22

6.23

6.24

5 Rolando para trás (rolling back)

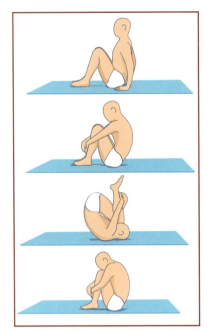

Objetivo: melhorar a estabilidade do tronco em flexão.

Dicas essenciais: evitar o início do movimento pelos ombros, manter o formato da coluna em "C" (como uma bola), cabeça e pescoço não tocam o solo, não utilizar impulso.

Foco muscular: músculos abdominais.

Posição inicial: sentado com apoio atrás dos ísquios, coluna em flexão, quadris e joelhos flexionados, pés elevados do solo, mãos segurando o tornozelo (Figura 6.25).

Movimento: rolar para trás (Figura 6.26) a partir da pelve, até apoiar as escápulas (Figura 6.27). Retornar à posição inicial, mantendo o formato arredondado.

Respiração: inspirar ao rolar para trás, expirar ao retornar.

Contrologia: controle de centro, fluidez.

Iniciante: manter pés apoiados no solo, realizar apenas o movimento pélvico.

Intermediário: elevar os pés do solo e realizar o meio rolamento (Figura 6.28).

Avançado: rolamento completo com inspiração ao subir.

Acessórios: bola pequena entre o tronco e as pernas (Figura 6.29).

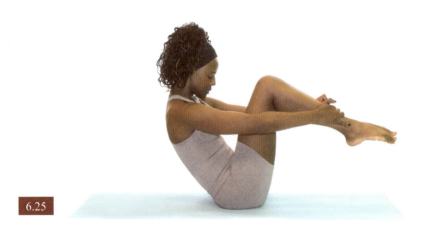

6.25

Os 34 exercícios de Pilates no solo (Mat Pilates)

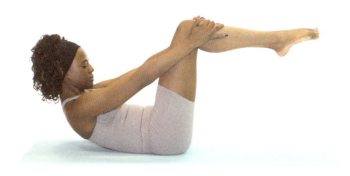
6.26

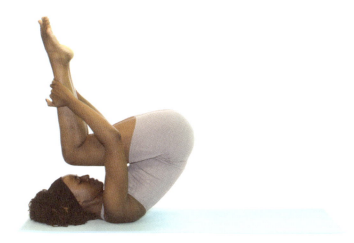
6.27

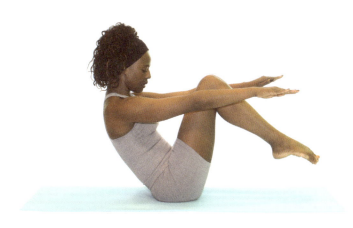
6.28

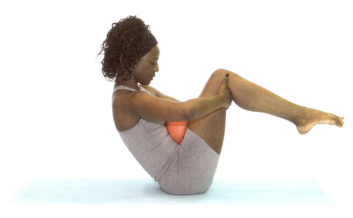
6.29

6 O alongamento de uma perna (*the one leg stretch*)

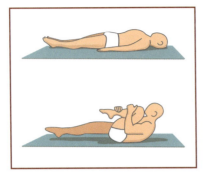

Objetivo: melhorar a estabilidade lombopélvica, a coordenação motora e a força abdominal.

Dicas essenciais: manter ombros afastados das orelhas, alinhamento cabeça-pescoço.

Foco muscular: músculos abdominais, flexores do quadril.

Posição inicial: decúbito dorsal, pelve neutra, quadris e joelhos em flexão (posição de cadeira), pés elevados do solo. Coluna em flexão, mãos apoiadas na lateral das pernas (Figura 6.30).

Movimento: estender o quadril e o joelho da perna esquerda (perna paralela ao solo). Quadril e joelho da perna direita em flexão com as mãos apoiadas (mão direita apoiada no tornozelo e mão esquerda apoiada no joelho) (Figura 6.31). Alternar os movimentos (Figura 6.32). Expirar para repetir o outro lado.

Respiração: inspirar e expirar ao alternar os movimentos.

Contrologia: controle de centro e dissociação de membros inferiores (MMII) e membros superiores (MMSS).

Iniciante: manter o tronco apoiado no solo, realizar o movimento com os joelhos flexionados ou em flexão de coluna e realizar o movimento com os joelhos flexionados (Figura 6.33).

Intermediário: coluna em flexão com uma perna elevada e flexionada a 90º, a outra estendida e apoiada no solo. Estender a perna livre enquanto flexiona a que está em extensão (Figura 6.34).

Avançado: mudar padrão da respiração ou realizar a flexão da coluna enquanto realiza o movimento com as pernas (sem isometria).

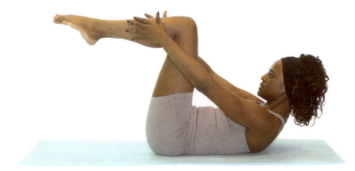

6.30

Os 34 exercícios de Pilates no solo (Mat Pilates)

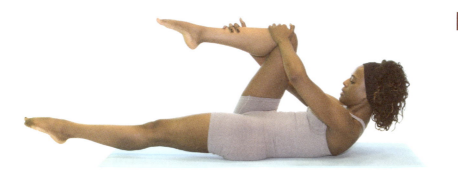

6.31

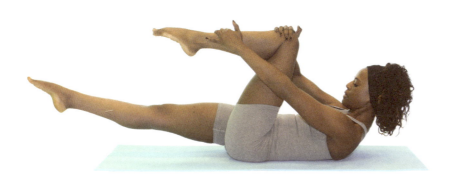

6.32

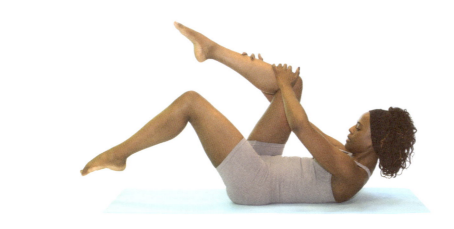

6.33

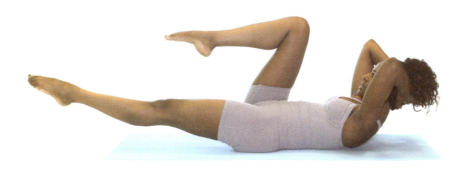

6.34

7 O alongamento das duas pernas (*the double leg stretch*)

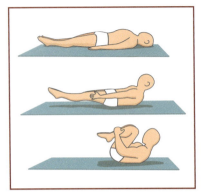

Objetivo: melhorar a estabilidade do tronco, desafiar a coordenação motora e fortalecer a musculatura abdominal.

Dicas essenciais: ombros afastados das orelhas, alinhamento da cabeça com a coluna cervical e lombar apoiada no solo.

Foco muscular: músculos abdominais, flexores do quadril.

Posição inicial: decúbito dorsal, pelve neutra, quadris e joelhos em flexão (posição de cadeira), pés elevados do solo. Coluna em flexão, mãos apoiadas na lateral das pernas (Figura 6.35).

Movimento: estender quadris e joelhos, elevando os braços acima da cabeça simultaneamente (Figura 6.36) (manter flexão da coluna). Circular os braços por fora (Figura 6.37) e flexionar os joelhos (Figura 6.38). Retornar à posição inicial.

Respiração: inspirar na posição inicial, expirar durante o movimento.

Contrologia: controle de centro e dissociação de MMII e MMSS; concentração, controle e precisão de movimento.

Iniciante: manter pés apoiados no solo, realizar apenas os movimentos dos braços.

Intermediário: unilateral – realizar o movimento completo para um dos lados e depois alternar.

Avançado: aumentar a extensão dos quadris (aumentar a alavanca do movimento).

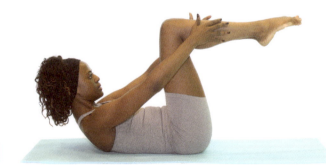

6.35

Os 34 exercícios de Pilates no solo (Mat Pilates)

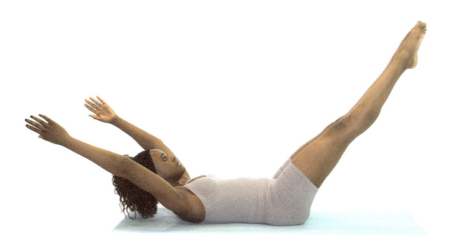

6.36

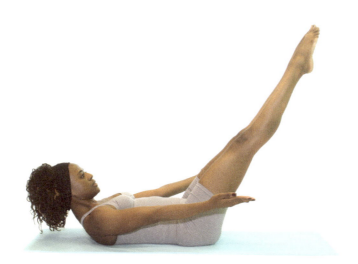

6.37

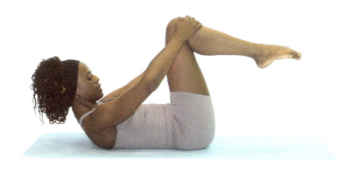

6.38

8 O alongamento da coluna (*the spine stretch*)

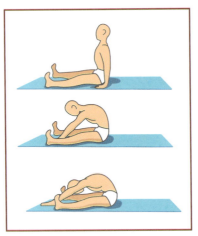

Objetivo: melhorar a mobilidade vertebral na posição sentado, controle de centro, estabilidade do tronco e alongamento de isquiotibiais.

Dicas essenciais: procure mobilizar cada segmento vertebral e evitar a tensão nos ombros e nos flexores do quadril.

Foco muscular: músculos abdominais e extensores da coluna.

Posição inicial: sentado sobre os ísquios, pelve neutra, joelhos estendidos, pernas afastadas na largura dos ombros, pés paralelos em dorsiflexão. Cintura escapular organizada, mãos apoiadas nas coxas (Figura 6.39).

Movimento: iniciar a flexão da coluna; as mãos deslizam sobre as coxas (Figura 6.40). Retornar à posição inicial.

Respiração: expirar durante a flexão da coluna.

Contrologia: organização craniovertebral e crescimento axial.

Iniciante: sentar em uma almofada ou colchonete dobrado, manter os joelhos flexionados ou os pés apoiados no solo com joelhos semiflexionados.

Acessórios: apoiar as mãos no círculo de resistência, bola pequena entre os pés (Figura 6.41).

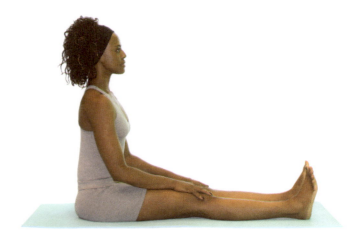

6.39

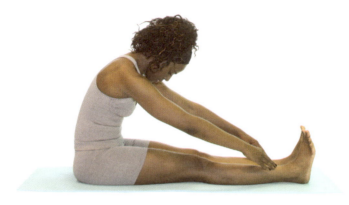

6.40

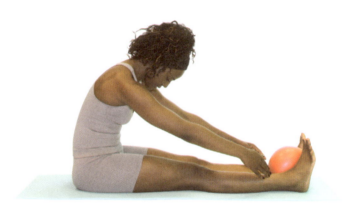

6.41

9 Rolando com as pernas afastadas (*rocker with open legs*)

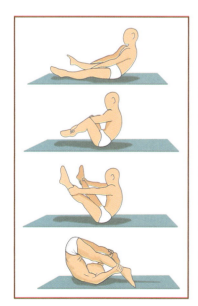

Objetivo: melhorar o equilíbrio, a mobilidade vertebral e a estabilidade do tronco.

Dicas essenciais: evitar o início do movimento pelos ombros, manter o formato da coluna em "C" (como uma bola), alinhar a coluna cervical e a cabeça.

Foco muscular: músculos abdominais e extensores da coluna.

Posição inicial: sentado com apoio atrás dos ísquios, coluna em flexão, quadris e joelhos flexionados, pés elevados do solo, mãos segurando os tornozelos. Cintura escapular organizada (Figura 6.42).

Movimento: (Figura 6.43) estender os joelhos e rolar para trás até apoiar as escápulas (Figura 6.44). Rolar para frente, mantendo os joelhos estendidos. Retornar à posição inicial.

Respiração: inspirar para preparar, expirar durante o rolamento para trás.

Contrologia: concentração, controle e precisão de movimento; controle de centro; organização craniovertebral e crescimento axial.

Iniciante: manter os joelhos flexionados durante o movimento.

Intermediário: manter os joelhos flexionados durante o equilíbrio.

Avançado: joelhos estendidos, tornozelos em dorsiflexão, segurar os dedos dos pés com as mãos.

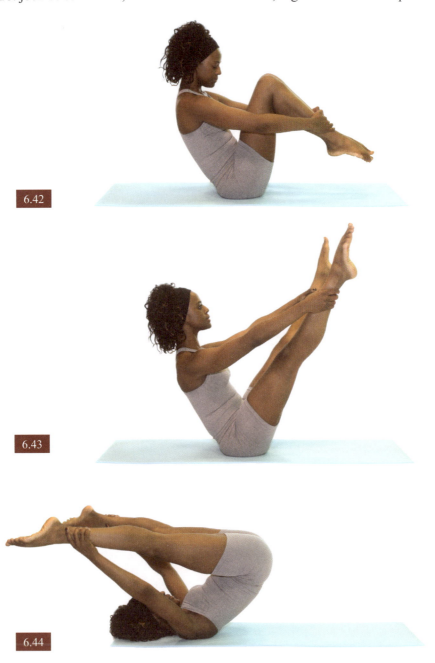

10 | O saca-rolhas (*the corkscrew*)

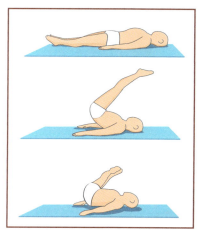

Objetivo: melhorar a estabilidade lombopélvica e fortalecer os músculos abdominais.

Dicas essenciais: manter as pernas paralelas ao solo, alinhamento de cabeça e coluna cervical, ombros afastados das orelhas, evitar o peso sobre a coluna cervical.

Foco muscular: músculos abdominais.

Posição inicial: decúbito dorsal, pelve neutra, quadris e joelhos flexionados com os pés elevados do solo (posição de cadeira). Braços ao lado do corpo com palmas das mãos para baixo (Figura 6.45).

Movimento: estender os quadris e joelhos formando um ângulo de 45° (Figura 6.46), flexionar os quadris (Figura 6.47) e rolar para trás pela pelve (Figura 6.48) até apoiar as escápulas, pernas paralelas ao solo. Direcionar os quadris, lateralmente, para um dos lados e então articular a coluna até apoiar os quadris no solo, desenhando uma meia-lua (Figura 6.49). Flexionar o quadril e subir pelo outro lado, direcionar o quadril e as pernas para o centro e articular a coluna (Figura 6.50). Retornar à posição inicial e repetir para o outro lado.

Respiração: expirar durante o rolamento.

Contrologia: controle de centro e dissociação de MMII e MMSS, organização craniovertebral e crescimento axial.

Iniciante: realizar movimento circular na articulação coxofemoral com joelhos flexionados.

Intermediário: realizar a subida igual ao exercício número 3 (rolamento para cima) e descer pelas laterais. Depois, subir pelas laterais e descer pelo centro.

Avançado: desenhar a figura do número 8 em pé.

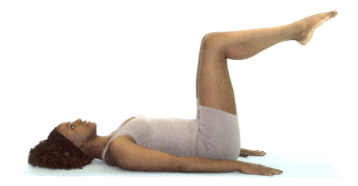

6.45

Método Pilates

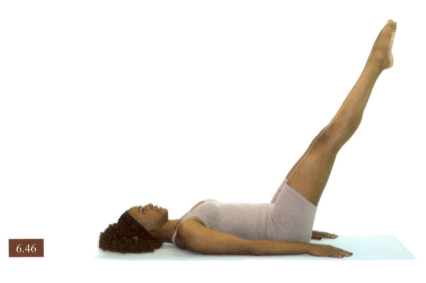

6.46

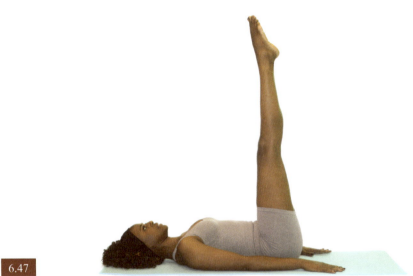

6.47

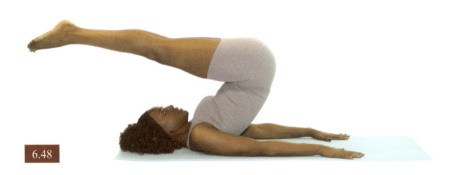

6.48

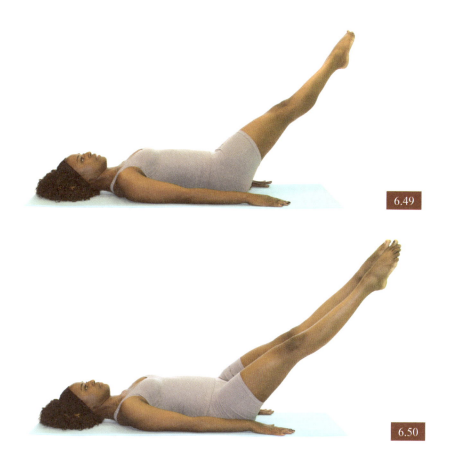

6.49

6.50

11 O serrote (*the saw*)

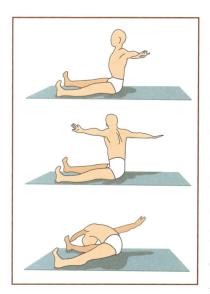

Objetivo: melhorar a flexibilidade dos isquiotibiais e adutores, melhorar a força dos extensores da coluna e o controle dos abdominais oblíquos.

Dicas essenciais: evitar que o movimento aconteça apenas na cervical, tensão nos flexores do quadril, girar apenas os braços ou ombros.

Foco muscular: músculos abdominais oblíquos, isquiotibiais, extensores da coluna e estabilizadores da cintura escapular.

Posição inicial: sentado sobre os ísquios, pelve neutra, joelhos estendidos e pernas afastadas na largura dos ombros, pés paralelos em dorsiflexão. Ombros em abdução a 45°, cintura escapular organizada e braços elevados (Figura 6.51).

Movimento: realizar rotação da coluna com pelve neutra para o lado esquerdo (Figura 6.52), flexionar a coluna até a mão direita tocar o quinto dedo do pé esquerdo. Simultaneamente, girar a palma da mão do braço esquerdo para dentro (Figura 6.53) (rotação interna). Retornar a coluna até a posição vertical e voltar a palma da mão. Retornar à posição inicial e repetir para o outro lado.

Respiração: inspirar durante a rotação da coluna, expirar durante as flexões. Inspirar para retornar.

Contrologia: organização craniovertebral e crescimento axial.

Iniciante: fazer a rotação com os braços cruzados no peito e as mãos apoiadas nos ombros, ou sentado em uma almofada ou colchonete dobrado.

Avançado: adicionar resistência com halteres ou pesos durante o movimento.

Acessórios: segurar faixa elástica nas mãos.

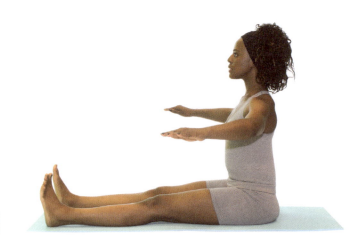

6.51

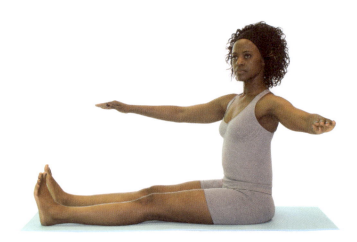

6.52

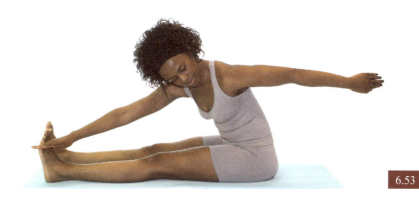

6.53

12 O mergulho do cisne (*the swan dive*)

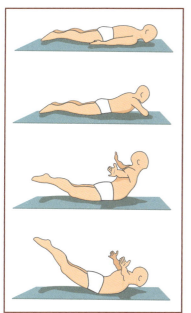

Objetivo: fortalecer os extensores da coluna e do quadril, desafiar a estabilidade do tronco em extensão.

Dicas essenciais: ombros afastados das orelhas, cintura escapular organizada, alinhamento de cabeça e coluna cervical, acionar a musculatura abdominal para estabilizar a coluna lombar, evitar hiperextensão lombar.

Foco muscular: extensores da coluna e do quadril.

Posição inicial: decúbito ventral, pelve neutra, pernas paralelas com joelhos estendidos e dorso (peito) dos pés apoiados no solo. Testa e mãos apoiadas no solo na linha das orelhas, cotovelos em flexão (Figura 6.54).

Movimento: estender a coluna até afastar as espinhas ilíacas anterossuperiores (EIAS), quadris no solo (Figura 6.55). Balançar para frente (Figura 6.56), lançando as pernas para cima e para longe, afastando as mãos do solo com os braços elevados acima da cabeça em "V" (Figura 6.57) (manter a extensão de coluna). Balançar para trás com os braços elevados acima da cabeça.

Respiração: inspirar durante a extensão do tronco, expirar ao balançar para frente.

Contrologia: controle de centro e dissociação de MMII e MMSS; organização craniovertebral e crescimento axial; fluidez.

Iniciante: realizar apenas a extensão da coluna torácica, mantendo o apoio das mãos no solo.
Intermediário: diminuir a amplitude da extensão da coluna e o ritmo do movimento.

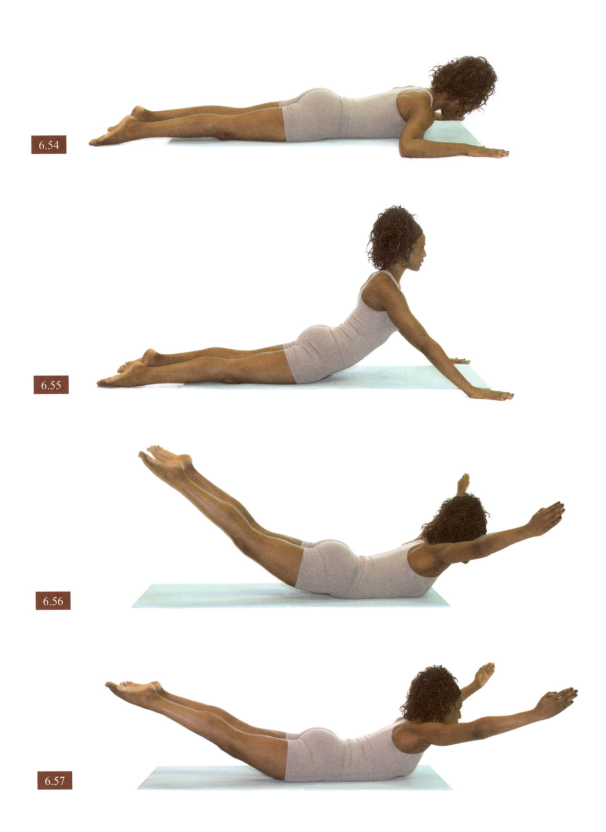

6.54

6.55

6.56

6.57

13 O chute com uma perna (*the one leg kick*)

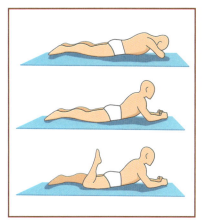

Objetivo: desafiar a estabilidade do tronco em decúbito ventral, melhorar o controle dos flexores e extensores do quadril, fortalecer os extensores da coluna e estabilizadores da cintura escapular.

Dicas essenciais: ombros afastados das orelhas, organização de cintura escapular, manter as EIAS apoiadas no solo durante o movimento.

Foco muscular: músculos isquiotibiais.

Posição inicial: decúbito ventral, pelve neutra, pernas paralelas com joelhos estendidos e dorso (peito) dos pés apoiados no solo. Coluna em extensão com EIAS apoiadas no solo, cotovelos flexionados e antebraços apoiados no solo (Figura 6.58).

Movimento: flexionar o joelho direito até 90°, pé em dorsiflexão. Retornar e repetir o movimento para o outro lado (Figura 6.59).

Respiração: expirar ao flexionar o joelho, inspirar ao retornar.

Contrologia: controle de centro e dissociação de MMII e MMSS, alinhamento e descarga de peso de MMII e MMSS.

Iniciante: em decúbito ventral, cotovelos flexionados, mãos embaixo da testa, manter apenas as EIAS apoiadas no solo.

Intermediário: em decúbito ventral, cotovelos flexionados, mãos embaixo da testa, flexionar um joelho mantendo a pelve neutra.

Avançado: adicionar resistência com caneleiras.

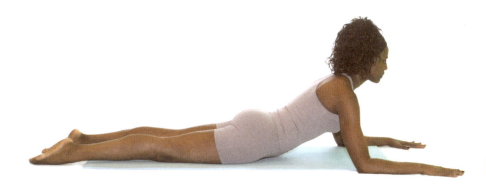

6.58

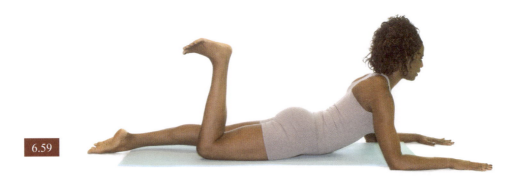

6.59

14 O chute com as duas pernas *(the double leg kick)*

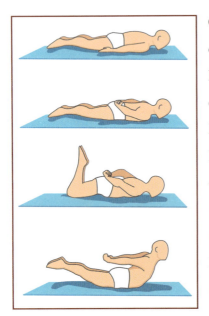

Objetivo: fortalecer os músculos extensores da coluna, controlar os isquiotibiais, alongar a região torácica.

Dicas essenciais: organizar a cintura escapular, acionar a musculatura abdominal para estabilizar a coluna lombar.

Foco muscular: extensores da coluna.

Posição inicial: decúbito ventral, pelve neutra, pernas paralelas e unidas, joelhos estendidos, dorso (peito) dos pés apoiados no solo. Cabeça descansando para um dos lados, mãos apoiadas na lombar com os dedos entrelaçados (Figura 6.60).

Movimento: flexionar os joelhos (Figura 6.61), retornar estendendo coluna, quadris e joelhos (Figura 6.62). Trocar o lado de apoio da cabeça ao retornar à posição inicial.

Respiração: expirar durante a flexão dos joelhos, inspirar ao retornar.

Contrologia: controle de centro e dissociação de MMII e MMSS; alinhamento e descarga de peso de MMII e MMSS.

Iniciante: manter o tronco apoiado no solo e realizar apenas o movimento das pernas.

Intermediário: adicionar duas pequenas flexões de joelhos.

Avançado: adicionar resistência com caneleiras.

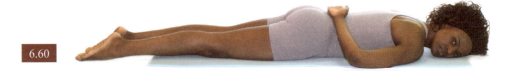

6.60

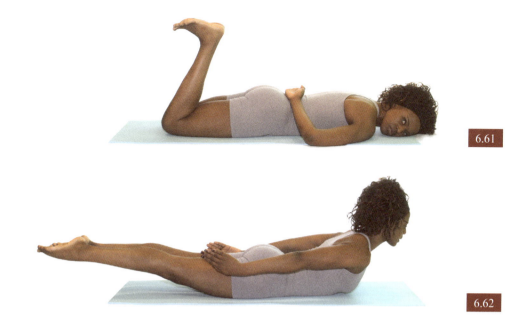

6.61

6.62

15 Puxada pelo pescoço (*the neck pull*)

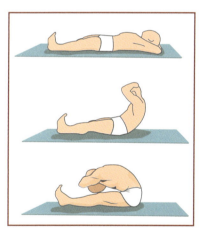

Objetivo: melhorar a força abdominal, a mobilidade vertebral e a estabilidade do tronco.

Dicas essenciais: manter a organização e o alinhamento da cabeça e cervical, ombros afastados das orelhas, evitar movimentação excessiva da pelve e do tronco, e usar impulso durante a flexão.

Foco muscular: músculos abdominais.

Posição inicial: decúbito dorsal com joelhos estendidos, pés em dorsiflexão e mãos entrelaçadas atrás da cabeça (Figura 6.63).

Movimento: flexionar a coluna até que os ombros se alinhem com os quadris. Retornar em direção ao solo, articulando a coluna sequencialmente (Figuras 6.63 a 6.69).

Respiração: expirar ao flexionar a coluna.

Contrologia: controle de centro e dissociação de MMII e MMSS, organização craniovertebral e crescimento axial.

Iniciante: realizar apenas meia flexão de coluna, mantendo a pelve neutra.

Intermediário: joelhos flexionados, pés apoiados no solo.

Avançado: modificar a respiração.

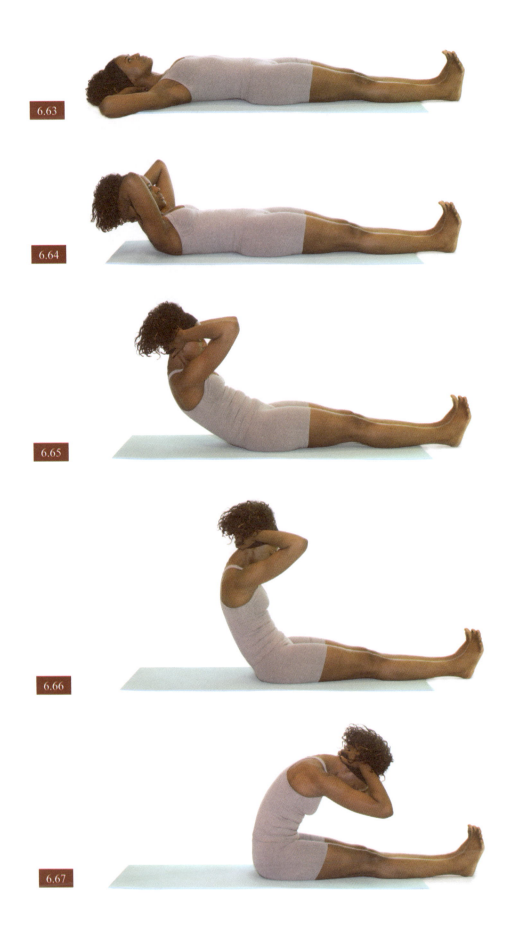

6.63

6.64

6.65

6.66

6.67

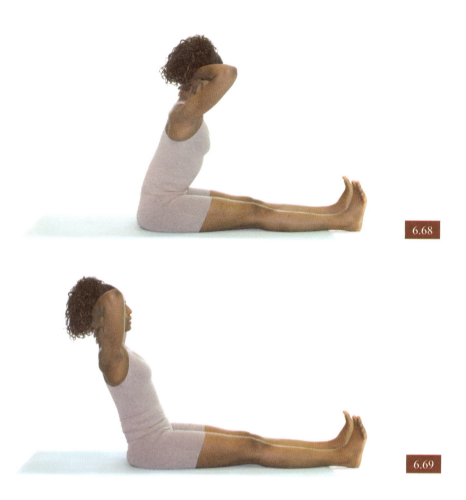

6.68

6.69

16 A tesoura (*the scissors*)

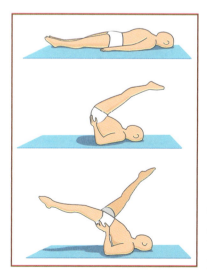

Objetivo: melhorar a flexibilidade dos extensores e flexores do quadril, estabilizar a região lombopélvica e a cintura escapular.

Dicas essenciais: ombros afastados das orelhas, evitar o peso sobre a coluna cervical.

Foco muscular: extensores e flexores do quadril.

Posição inicial: decúbito dorsal, pelve neutra, joelhos flexionados com os pés elevados do solo, quadris em flexão (posição de cadeira). Braços ao lado do corpo (Figura 6.70).

Movimento: estender os joelhos para a diagonal (Figura 6.71), flexionar os quadris a 90° (Figura 6.72) e iniciar o rolamento para trás, pela pelve, até apoiar as escápulas. Pernas paralelas ao solo (Figura 6.73). Estender os quadris, direcionando as pernas para o teto, colocar as mãos na região lombar como apoio (Figura 6.74). Flexionar o quadril (Figura 6.75) e a perna esquerda enquanto o quadril e a perna direita permanecem em extensão, apontando para o teto; estender a perna direita e unir as pernas, mantendo a extensão de quadril. Repetir o movimento alternando as pernas (Figura 6.76). Retornar à posição inicial, apoiando as mãos no solo.

Respiração: inspirar e expirar a cada movimento de pernas.

Contrologia: controle de centro e dissociação de MMII e MMSS, organização craniovertebral e crescimento axial.

Iniciante: quadris apoiado na meia-lua e joelhos flexionados.

Intermediário: utilizar suporte das mãos na lombar (como na descrição do movimento).

Avançado: mãos apoiadas no solo, sem suporte aos quadris.

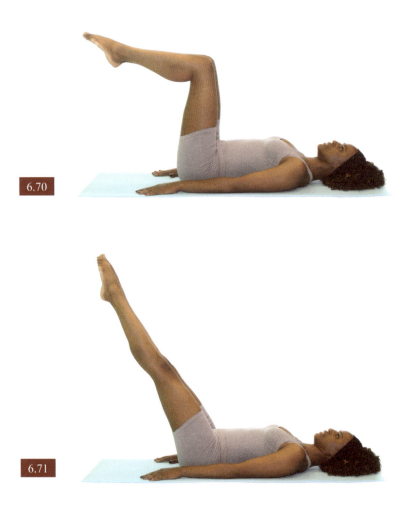

6.70

6.71

Os 34 exercícios de Pilates no solo (Mat Pilates)

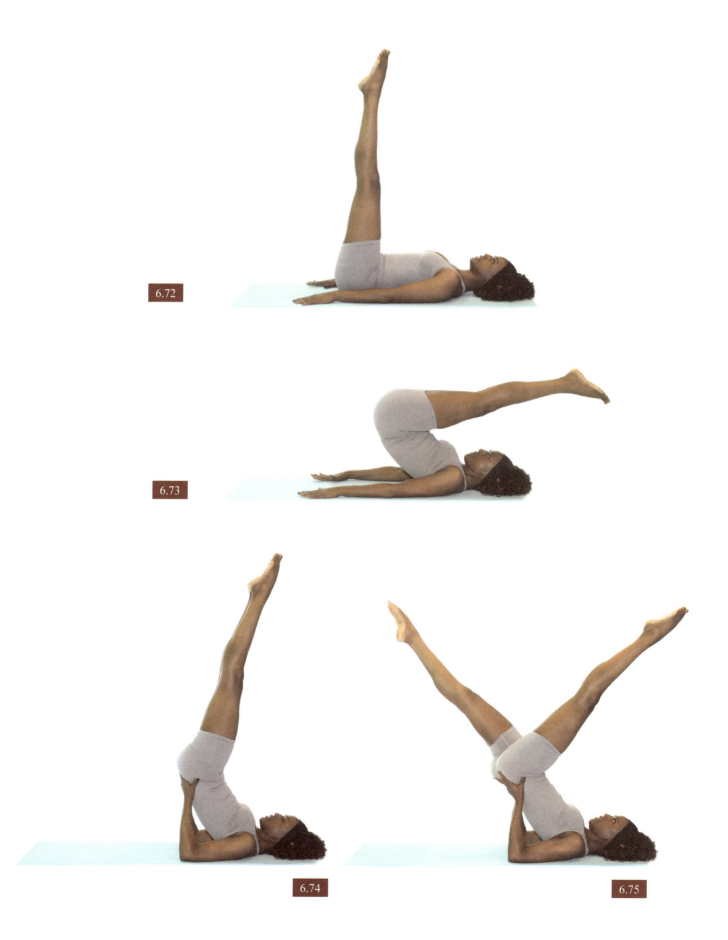

6.72

6.73

6.74

6.75

97

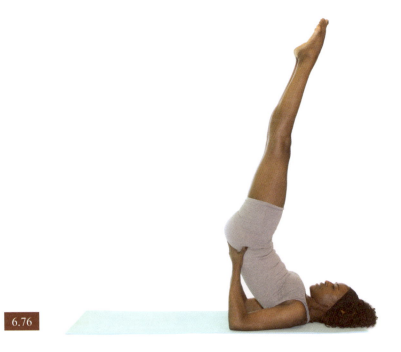

6.76

17 A bicicleta (*the bicycle*)

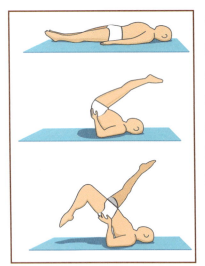

Objetivo: melhorar estabilidade da cintura escapular e lombo-pélvica, flexibilidade e controle dos extensores e flexores do quadril.

Dicas essenciais: ombros afastados das orelhas, evitar o peso sobre a coluna cervical.

Foco muscular: extensores e flexores do quadril.

Posição inicial: decúbito dorsal, pelve neutra, joelhos flexionados com os pés elevados no solo, quadril em flexão (posição de cadeira). Braços ao lado do corpo (Figura 6.77).

Movimento: estender os joelhos para a diagonal (Figura 6.78), flexionar os quadris a 90° (Figura 6.79) e iniciar o rolamento para trás pela pelve até apoiar as escápulas. Pernas paralelas ao solo (Figura 6.80). Estender os quadris, direcionando as pernas para o teto, colocar as mãos na região lombar como apoio (Figura 6.81). Flexionar o quadril e a perna esquerda, enquanto o quadril e a perna direita permanecem em extensão apontando para o teto; estender a perna direita e unir as pernas mantendo a extensão de quadril (Figura 6.82). Na posição número 16 (tesoura), flexionar o joelho da perna direita (Figura 6.83). Simular o movimento de pedalar, unir as duas pernas para o teto. Retornar à posição inicial, apoiando as mãos no solo.

Respiração: alternar inspiração e expiração com o movimento das pernas.

Contrologia: controle de centro e dissociação de MMII e MMSS, organização craniovertebral e crescimento axial.

Iniciante: quadris apoiados na meia-lua e joelhos flexionados.

Intermediário: utilizar suporte das mãos na lombar (conforme descrição do movimento).

Avançado: mãos apoiadas no solo, sem suporte ao quadril.

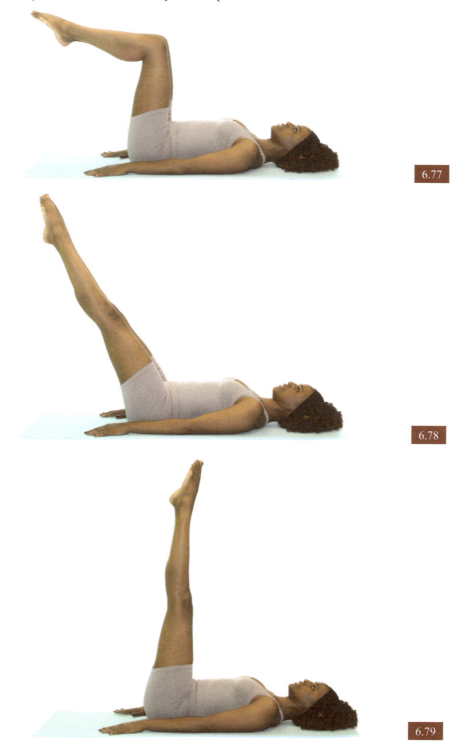

6.77

6.78

6.79

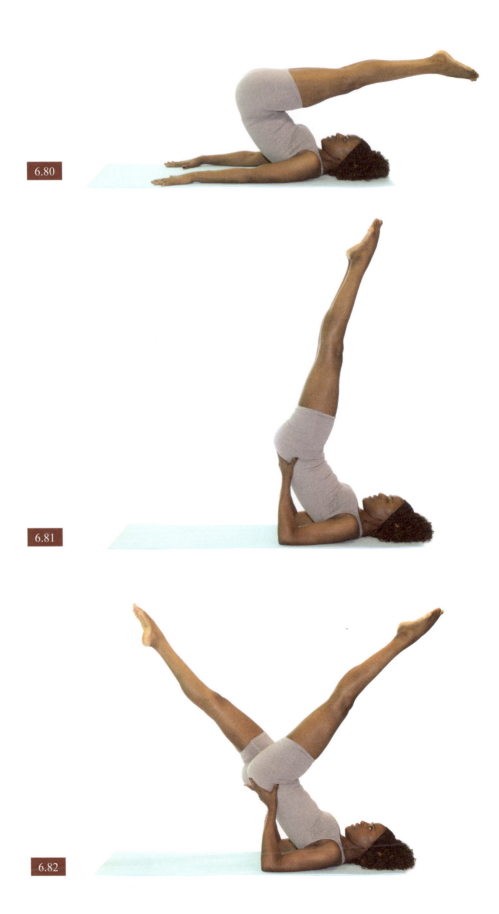

6.80

6.81

6.82

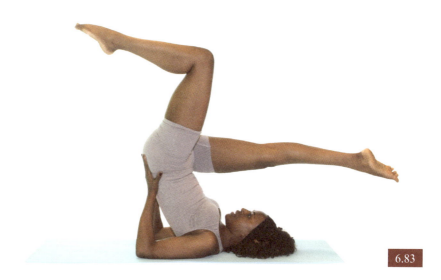

6.83

18 Ponte sobre os ombros (*the shoulder bridge*)

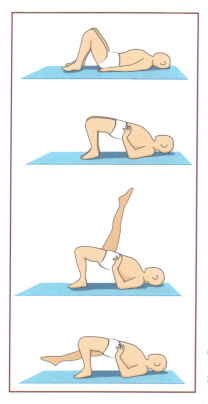

Objetivo: melhorar a estabilidade lombopélvica e a flexibilidade de isquiotibiais, fortalecer os extensores do quadril, controle e flexibilidade dos flexores do quadril.

Foco muscular: isquiotibiais e músculos abdominais, extensores do quadril.

Dicas essenciais: ombros afastados das orelhas, evitar apoiar o peso sobre a coluna cervical, pressionar os pés contra o solo.

Posição inicial: decúbito dorsal, pelve neutra, joelhos flexionados com os pés apoiados no solo e alinhados com o quadril. Braços paralelos ao tronco com as palmas das mãos para baixo (Figura 6.84).

Movimento: iniciar a retroversão da pelve até apoiar as escápulas, quadris em extensão (Figura 6.85). Afastar o pé do solo ao flexionar o quadril direito e estender o joelho direito em direção ao teto, pé em flexão plantar (Figura 6.86). Estender o quadril direito com o pé em dorsiflexão (Figura 6.87), retornar para a extensão com o pé em flexão plantar (Figura 6.86). Flexionar o joelho direito e apoiar o pé no solo (Figuras 6.88 e 6.89). Retornar à posição inicial (Figura 6.90). Repetir o movimento com a outra perna.

Respiração: inspirar durante a retroversão da pelve. Expirar ao afastar o pé do solo. Alternar inspiração e expiração durante os movimentos das pernas.

Contrologia: controle de centro e dissociação de MMII e MMSS, alinhamento e descarga de peso de MMII e MMSS, fluidez.

Iniciante: realizar apenas a retroversão da pelve. Realizar apenas a ponte com os pés apoiados no solo.

Intermediário: elevar o pé do solo com flexão de quadril e sem extensão de joelho.

Avançado: realizar a ponte com os pés em flexão plantar.

Acessórios: pés apoiados na bola suíça e joelhos flexionados.

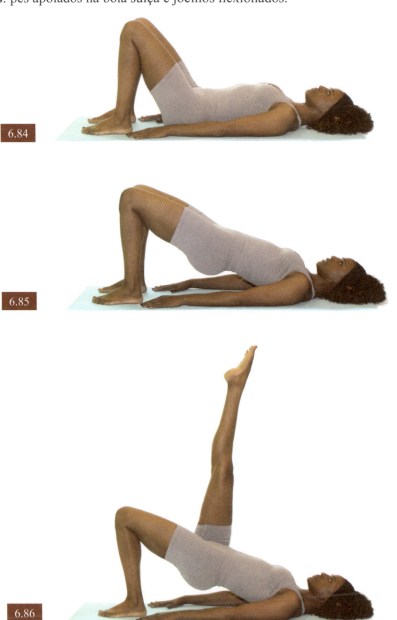

Os 34 exercícios de Pilates no solo (Mat Pilates)

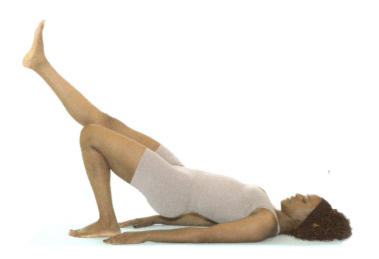
6.87

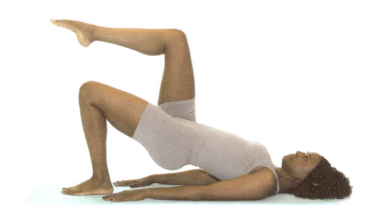
6.88

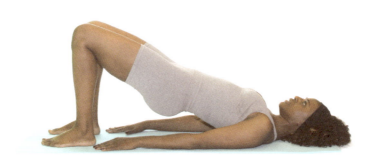
6.89

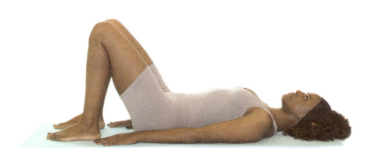
6.90

19 | A torção da coluna (*the spine twist*)

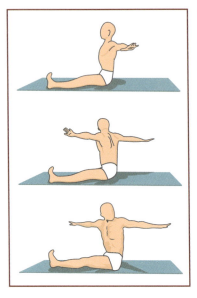

Objetivo: melhorar a mobilidade do tronco e fortalecer os músculos abdominais e os extensores da coluna.

Dicas essenciais: manter a pelve alinhada e os ombros organizados, evitar que o movimento aconteça apenas na cervical, tensionar os flexores do quadril, girar apenas braços ou ombros.

Foco muscular: músculos abdominais oblíquos, extensores da coluna.

Posição inicial: sentado sobre os ísquios, pelve neutra, joelhos estendidos e pernas afastadas na largura dos ombros, pés paralelos em dorsiflexão. Ombros em abdução a 45°, cintura escapular organizada, braços elevados com as palmas das mãos para baixo (Figura 6.91).

Movimento: realizar rotação da coluna com pelve neutra para o lado esquerdo (Figura 6.92). Retornar à posição inicial e repetir para o lado direito.

Respiração: expirar durante as rotações.

Contrologia: organização craniovertebral e crescimento axial.

Iniciante: braços cruzados sobre o peito, mãos apoiadas nos ombros (Figura 6.93).

Intermediário: cotovelos flexionados.

Avançado: adicionar resistência (segurar halteres nas mãos) e/ou instabilidade sentado na bola suíça.

Acessórios: faixa elástica nas mãos (Figura 6.94).

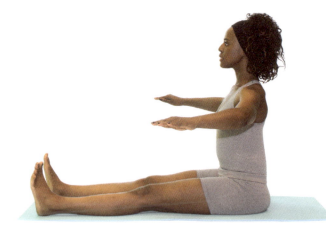

6.91

Os 34 exercícios de Pilates no solo (Mat Pilates)

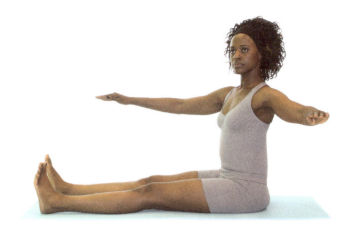

6.92

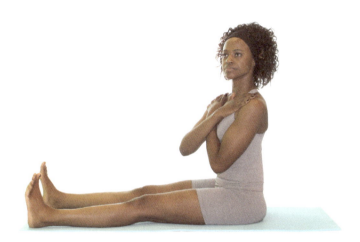

6.93

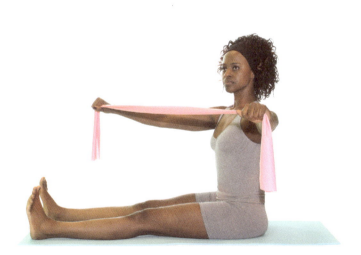

6.94

105

20 | O canivete (*the jack knife*)

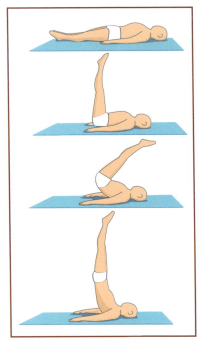

Objetivo: melhorar a estabilidade do tronco e a mobilidade vertebral, fortalecer os extensores do quadril.

Dicas essenciais: ombros afastados das orelhas, evitar apoiar o peso sobre a coluna cervical.

Foco muscular: músculos abdominais, extensores do quadril, tronco e ombros.

Posição inicial: decúbito dorsal, pelve neutra, joelhos flexionados com os pés elevados do solo, quadris em flexão (posição de cadeira). Braços ao lado do corpo (Figura 6.95).

Movimento: estender os joelhos para a diagonal (Figura 6.96), flexionar os quadris a 90° (Figura 6.97) e iniciar o rolamento para trás pela pelve até apoiar as escápulas. Pernas paralelas ao solo (Figura 6.98). Estender os quadris, direcionando as pernas para o teto (Figura 6.99). Retornar à posição inicial, mantendo a extensão dos quadris e as pernas para o teto (Figura 6.100).

Respiração: expirar durante o rolamento.

Contrologia: controle de centro e dissociação de MMII e MMSS, organização craniovertebral e crescimento axial.

Iniciante: manter a pelve apoiada na meia-lua.

Intermediário: repetir os movimentos de flexão e extensão de quadris antes de retornar.

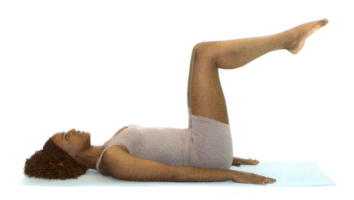

6.95

Os 34 exercícios de Pilates no solo (Mat Pilates)

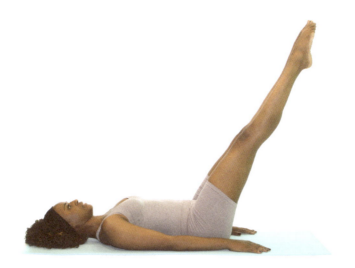
6.96

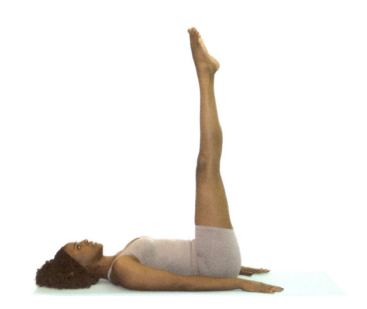
6.97

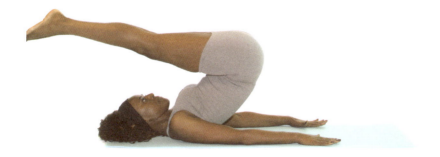
6.98

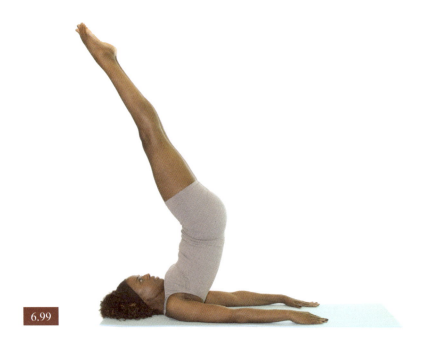

6.99

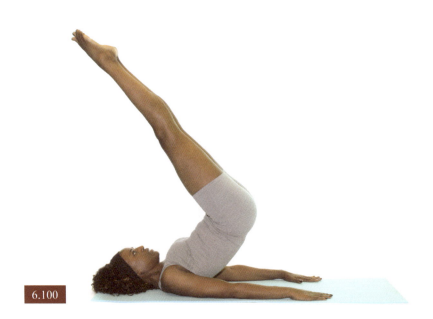

6.100

21 O chute lateral (*the side kick*)

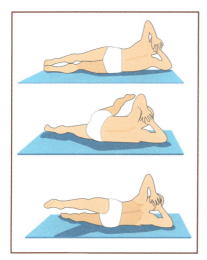

Objetivo: melhora da estabilidade lombopélvica em decúbito lateral, controle e flexibilidade dos flexores e extensores do quadril, dissociação de quadril e membros inferiores.

Dicas essenciais: colocar uma almofada entre o braço e a orelha, se necessário.

Foco muscular: isquiotibiais, flexores do quadril, músculos abdominais e extensores da coluna.

Posição inicial: decúbito lateral, pelve neutra, quadris e joelhos estendidos, tronco alinhado, braço de baixo em extensão acomodando a cabeça, braço de cima com a palma da mão apoiada no solo à frente do peito (Figura 6.101).

Movimento: (Figura 6.102) abduzir a perna de cima e realizar flexão do quadril, pé em dorsiflexão (Figura 6.103). Estender o quadril, pé em flexão plantar (Figura 6.104). Repetir para o outro lado.

Respiração: expirar durante a flexão do quadril.

Contrologia: controle de centro e dissociação de MMII e MMSS, alinhamento e descarga de peso de MMII e MMSS.

Iniciante: manter os joelhos flexionados.

Intermediário: apenas o joelho que está em contato com o solo flexionado (Figura 6.105).

Avançado: *star* (Figura 6.106).

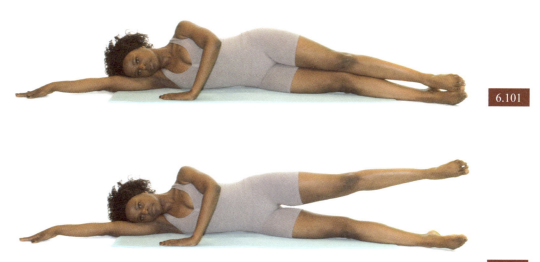

6.101

6.102

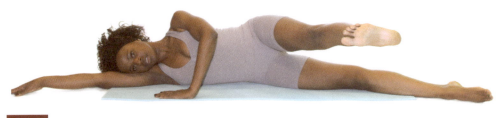

6.103

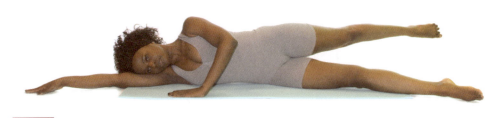

6.104

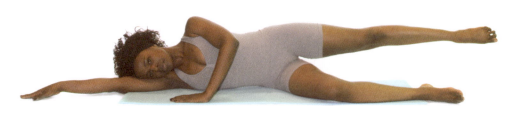

6.105

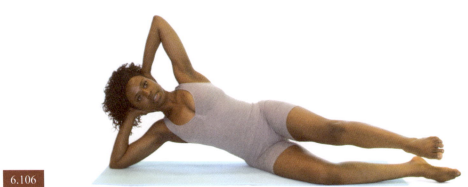

6.106

22 O desafio (*the teaser*)

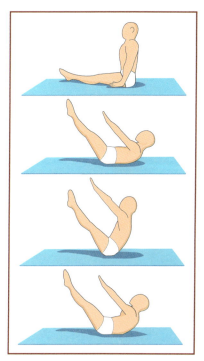

Objetivo: fortalecer a musculatura abdominal e os extensores da coluna, melhorar o controle dos flexores do quadril, estabilidade do tronco e equilíbrio.

Dicas essenciais: ombros afastados das orelhas, organização de cintura escapular, manter as pernas aduzidas, evitar hiperextensão lombar.

Foco muscular: músculos abdominais, extensores da coluna, flexores do quadril.

Posição inicial: decúbito dorsal, pelve neutra, joelhos flexionados com os pés elevados do solo, quadris em flexão (posição de cadeira). Braços ao lado do corpo (Figura 6.107).

Movimento: estender os quadris e os joelhos até 45° (Figura 6.108), simultaneamente flexionar os ombros levando os braços para trás, paralelos às orelhas. Flexionar os quadris e a coluna até sentar atrás dos ísquios (equilibrar na posição de "V"). Os braços acompanham o movimento da coluna até ficarem paralelos às pernas (Figura 6.109). Retornar à posição inicial, mantendo o quadril e os joelhos em extensão (Figura 6.110).

Respiração: inspirar para sentar, expirar para retornar.

Contrologia: organização craniovertebral e crescimento axial, fluidez.

Iniciante: joelhos flexionados e pés apoiados no solo, realizar apenas a subida do tronco.

Intermediário: um joelho em extensão, na posição "V", a outra perna permanece apoiada no solo (Figura 6.111).

Avançado: manter a posição do *teaser* e realizar apenas o movimento das pernas mantendo a coluna em flexão.

Acessórios: bola pequena entre tornozelos; faixa elástica nos pés.

■ Método Pilates

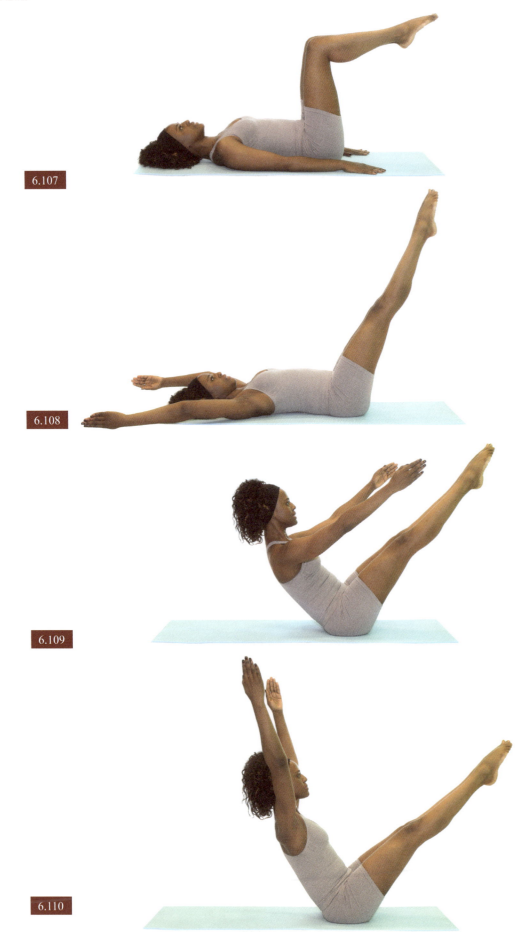

6.107

6.108

6.109

6.110

112

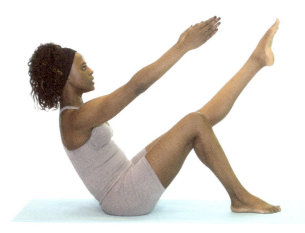

6.111

23 A torção do quadril com braços estendidos (*the hip twist with stretched arms*)

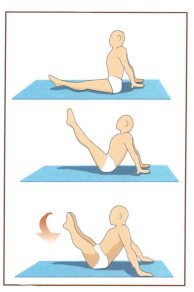

Objetivo: melhorar a estabilidade lombopélvica e da cintura escapular, fortalecer a musculatura abdominal.

Dicas essenciais: organizar a cintura escapular, posicionar o punho de maneira confortável, evitar a hiperextensão lombar durante a rotação.

Foco muscular: músculos abdominais.

Posição inicial: sentado atrás dos ísquios (flexão lombar), joelhos flexionados e pés apoiados no solo, ombros em extensão e palmas das mãos apoiadas no solo atrás do tronco (Figura 6.112).

Movimento: estender os joelhos até 45° (diagonal) (Figura 6.113), manter a coluna lombar com pequena flexão. Com as pernas em adução, realizar círculos para o lado direito (Figura 6.114). Inverter o sentido (Figura 6.115).

Respiração: expirar durante os círculos.

Contrologia: alinhamento e descarga de peso de MMII e MMSS, controle de centro e dissociação de MMII e MMSS.

Iniciante: manter os joelhos flexionados.

Intermediário: manter os joelhos flexionados e apoiar as mãos (Figura 6.116).

Avançado: aumentar a amplitude de movimento, modificar a respiração sugerida. Adicionar instabilidade.

Acessórios: bola pequena ou círculo de resistência entre os joelhos ou tornozelos.

Método Pilates

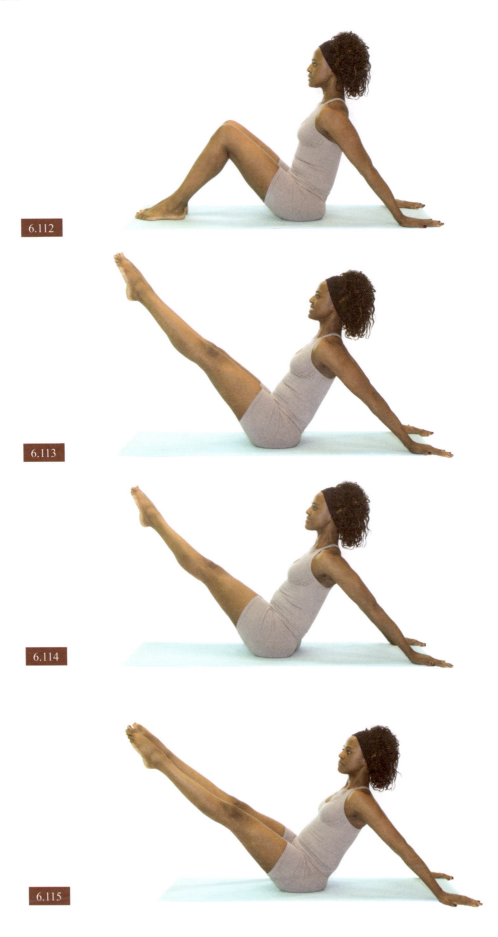

6.112

6.113

6.114

6.115

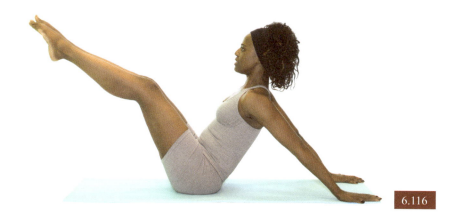

6.116

24 Nadando (*swimming*)

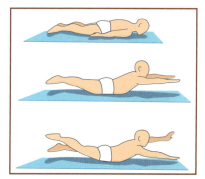

Objetivo: coordenação motora, fortalecer os extensores da coluna, desafiar a estabilidade do tronco em decúbito ventral.

Dicas essenciais: manter a organização da cintura escapular e a pelve neutra, acionar a musculatura estabilizadora do tronco, evitando a hiperextensão lombar.

Foco muscular: extensores da coluna.

Posição inicial: decúbito ventral, pelve neutra, joelhos estendidos, pernas paralelas e peito dos pés apoiados no solo. Ombros em flexão, cotovelos estendidos, braços acima da cabeça com as palmas das mãos voltadas uma para outra (Figura 6.117).

Movimento: estender os quadris e afastar as pernas do solo, simultaneamente estender a coluna e afastar os braços (Figura 6.118) (criar uma oposição entre as extremidades). Estender o quadril direito elevando a perna do solo e, simultaneamente, elevar o braço esquerdo (Figura 6.119) (simular o movimento de natação). Alternar os movimentos.

Respiração: expirar ao afastar as pernas do solo. Expirar ao alternar os movimentos de pernas e braços.

Contrologia: controle de centro e dissociação de MMII e MMSS, concentração, controle e precisão do movimento.

Iniciante: manter o tronco apoiado no solo, elevar apenas braços ou pernas (Figura 6.120).

Intermediário: manter o tronco apoiado no solo, elevar braços e pernas, e alternar os lados.

Avançado: acelerar o ritmo do movimento.

Acessórios: em decúbito ventral (barriga para baixo), apoiar o tronco na meia-lua.

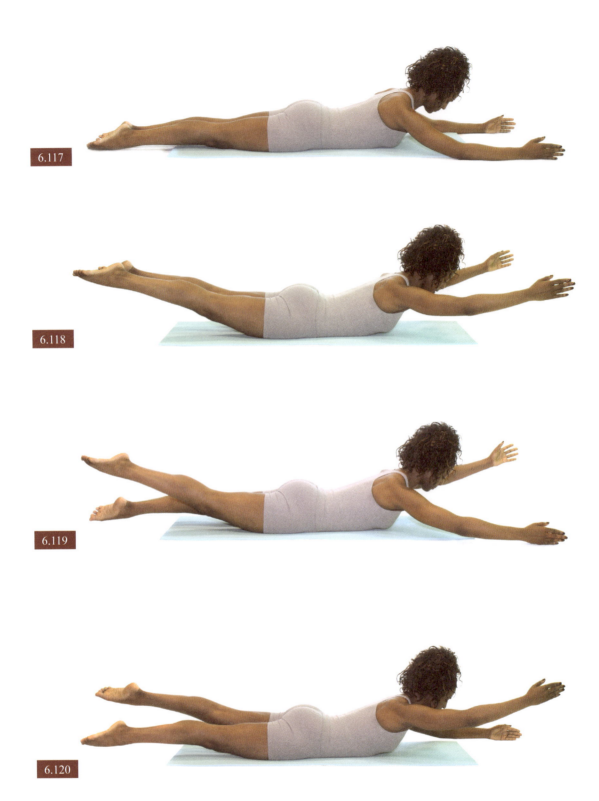

6.117

6.118

6.119

6.120

25 | A elevação posterior da perna (*the leg pull front*)

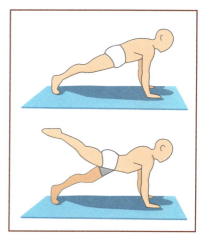

Objetivo: melhorar a estabilidade do tronco e da cintura escapular, fortalecer membros superiores e extensores do quadril.

Dicas essenciais: manter a organização das cinturas escapular e pélvica, alinhar cabeça e coluna cervical, apoiar as mãos em uma superfície macia para maior conforto.

Foco muscular: músculos abdominais e estabilizadores da cintura escapular.

Posição inicial: quatro apoios, quadris e joelhos em flexão (90°), tornozelo em dorsiflexão, dedos dos pés apoiados no solo. Cotovelos estendidos, punhos abaixo dos ombros, palmas das mãos apoiadas no solo (Figura 6.121).

Movimento: estender os quadris e os joelhos, afastando-os do solo (Figura 6.122). Estender o quadril direito, afastando o pé do solo (Figura 6.123). Retornar e repetir o movimento para o outro lado. Flexionar os quadris e os joelhos e retornar à posição inicial.

Respiração: expirar ao afastar o pé do solo.

Contrologia: controle de centro e dissociação de MMII e MMSS, respiração, concentração, controle e precisão, alinhamento e descarga de peso de MMII e MMSS.

Iniciante: apenas elevar os joelhos do solo (Figura 6.124).

Intermediário: manter cotovelos e antebraços apoiados no solo (Figura 6.125).

Avançado: sem alternar as pernas (três movimentos para cada perna), combinar dorsiflexão e flexão plantar ao elevar a perna do solo (Figura 6.126).

Acessórios: apoiar as mãos na meia-lua.

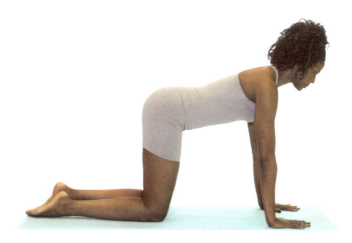

6.121

■ Método Pilates

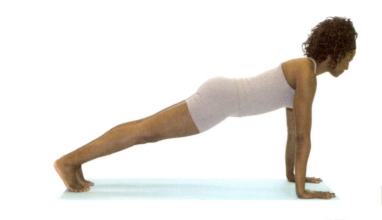
6.122

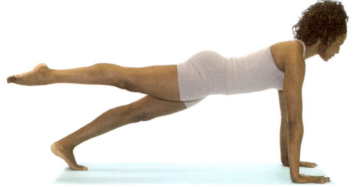
6.123

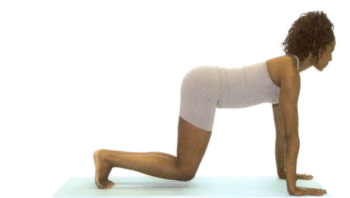
6.124

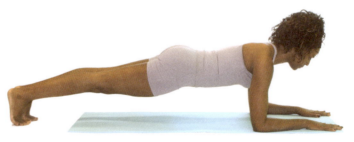
6.125

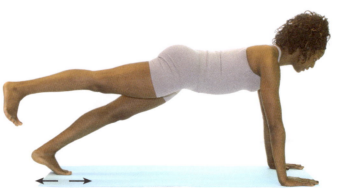
6.126

118

26 A elevação da perna (*the leg pull*)

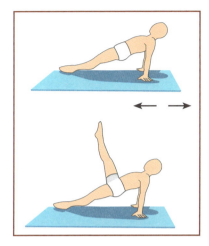

Objetivo: melhorar estabilidade do tronco e controle dos flexores do quadril, fortalecer os extensores do quadril e dos ombros.

Dicas essenciais: evitar tensão na coluna cervical e hiperextensão de cotovelos, manter a musculatura estabilizadora do tronco acionada, evitando a perda de alinhamento.

Foco muscular: flexores e extensores de quadril, tronco e ombros.

Posição inicial: sentado sobre os ísquios, joelhos estendidos e pés em flexão plantar; ombros em extensão com as mãos apoiadas no solo atrás do tronco (Figura 6.127).

Movimento: estender os quadris, afastando-o do solo, mantendo as pernas unidas (Figura 6.128). Flexionar o quadril direito, apontando o pé em flexão plantar em direção ao teto (Figura 6.129). Repetir para o outro lado. Retornar à posição inicial.

Respiração: expirar ao afastar o quadril do solo e durante o movimento das pernas.

Contrologia: controle de centro e dissociação de MMII e MMSS, alinhamento e descarga de peso de MMII e MMSS.

Iniciante: joelhos flexionados e pés apoiados no solo (Figura 6.130).

Intermediário: cotovelos apoiados no solo com joelhos estendidos (Figura 6.131).

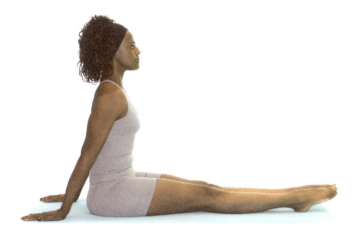

6.127

Método Pilates

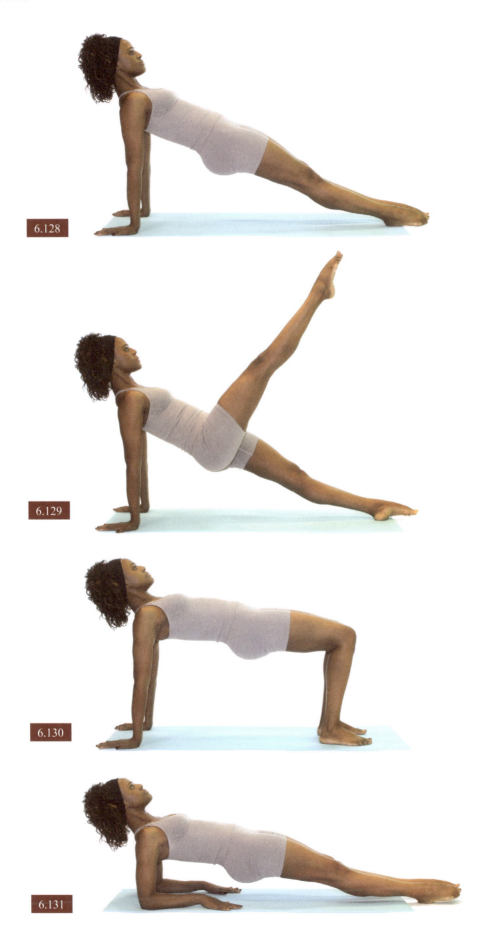

6.128

6.129

6.130

6.131

120

27 O chute lateral ajoelhado (*the side kick kneeling*)

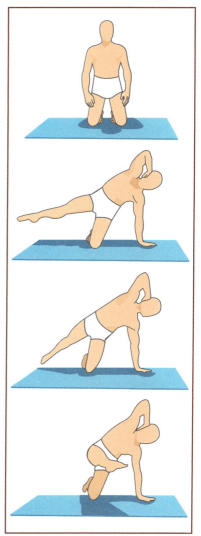

Objetivo: melhorar estabilidade do tronco, controle e flexibilidade dos extensores e flexores do quadril, fortalecer os abdutores do quadril, desafiar a estabilidade do tronco com pequena base de suporte.

Dicas essenciais: manter organização e alinhamento da coluna cervical e da cintura escapular, evitar movimento excessivo do tronco e pelve, alinhamento de ombro e punho.

Foco muscular: músculos abdominais, estabilizadores da escápula, abdutores, flexores e extensores do quadril.

Posição inicial: extensão de quadris, joelhos apoiados no solo, tronco ereto. Ombros abduzidos, cotovelos flexionados com dorso das mãos apoiados na testa (Figura 6.132).

Movimento: estender o cotovelo direito, palma da mão para baixo (Figura 6.133); flexionar o tronco até apoiar a mão no solo (alinhar punho e ombro), simultaneamente estender o joelho esquerdo, apoiando a borda interna do pé no solo (Figura 6.134). Abduzir o quadril esquerdo elevando o pé do solo (pé em flexão plantar). Flexionar o quadril esquerdo com o pé em dorsiflexão (Figura 6.135), estender com o pé em flexão plantar. Retornar à posição inicial e repetir o movimento para o outro lado.

Respiração: expirar ao abduzir o quadril.

Contrologia: controle de centro e dissociação de MMII e MMSS, organização craniovertebral e crescimento axial, alinhamento e descarga de peso de MMII e MMSS.

Iniciante: aumentar a base de suporte.

Avançado: realizar movimentos de bicicleta, círculos etc.

■ Método Pilates

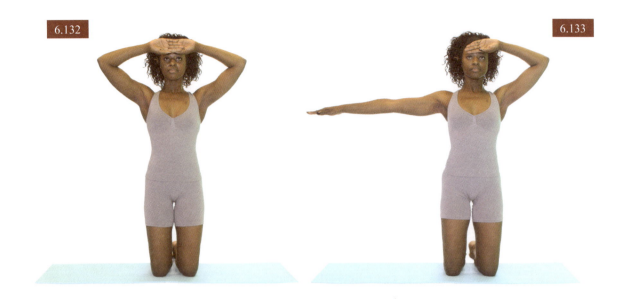

6.132　6.133

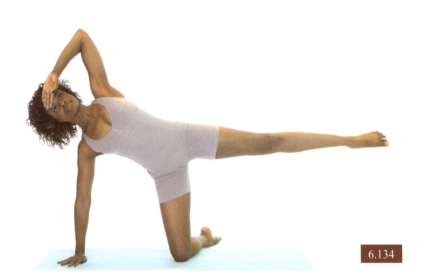

6.134

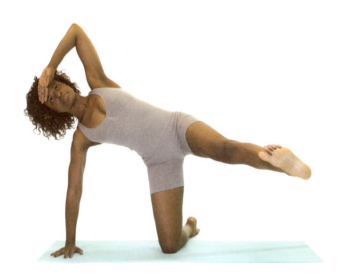

6.135

28 | A inclinação lateral (*the side bend*)

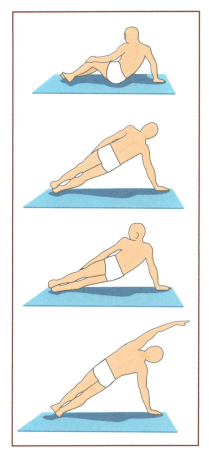

Objetivo: fortalecer os músculos oblíquos do abdômen e dos ombros, melhorar a flexibilidade da musculatura abdominal, desenvolver força de MMSS e estabilidade.

Dicas essenciais: alinhamento de ombros e punho, perda do alinhamento da pelve e da coluna cervical.

Foco muscular: músculos oblíquos abdominais.

Posição inicial: sentado de lado com o apoio em um dos quadris. Joelhos em flexão, pé da perna de cima posicionado à frente do pé da perna de baixo. Cotovelos estendidos, mão apoiada no solo, o outro braço com a mão apoiada na perna de cima (Figura 6.136).

Movimento: (Figura 6.137) elevar os quadris e o tronco realizando uma flexão lateral, estender os joelhos e lançar o braço por cima da cabeça, retornar o braço a 90° (Figura 6.138). Retornar à posição inicial.

Respiração: expirar ao elevar os quadris e o tronco.

Contrologia: alinhamento e descarga de peso de MMII e MMSS; organização craniovertebral e crescimento axial.

Iniciante: realizar apenas a elevação dos quadris, mantendo um joelho apoiado no solo (Figura 6.139).

Intermediário: manter uma perna apoiada.

Avançado: com halteres, adicionar resistência.

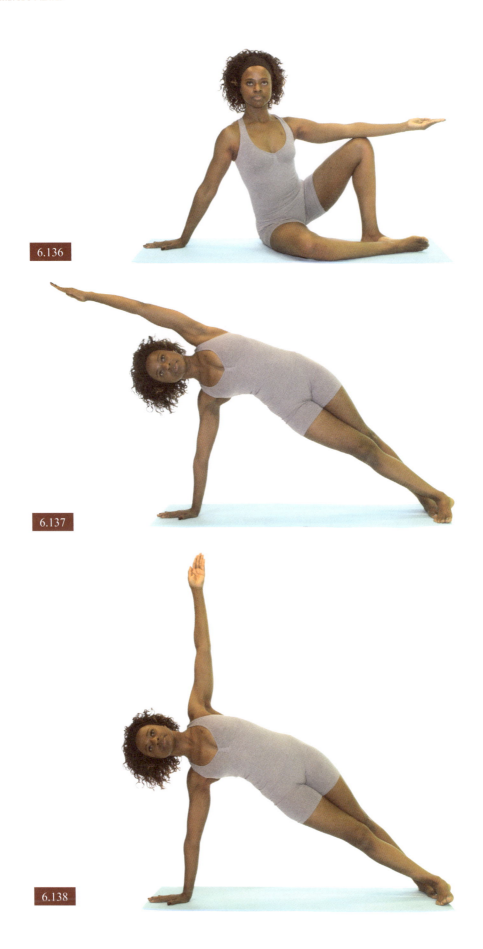

6.136

6.137

6.138

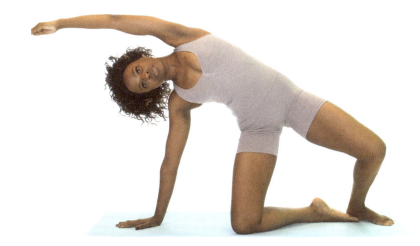

6.139

29 | O bumerangue (*the boomerang*)

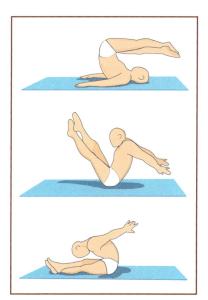

Objetivo: fortalecer a musculatura abdominal e os extensores do tronco, melhorar o controle dos flexores do quadril, alongar a musculatura peitoral, desenvolver equilíbrio.

Dicas essenciais: evitar apoiar o peso em cima da coluna cervical.

Foco muscular: músculos abdominais e extensores da coluna.

Posição inicial: sentado, joelhos estendidos, perna direita cruzada por cima. Braços ao lado do corpo com as palmas das mãos para baixo (Figura 6.140).

Movimento: mantendo as pernas cruzadas, elevá-las do solo (Figura 6.141) e, simultaneamente, rolar para trás até apoiar as escápulas. Trocar a posição das pernas (Figura 6.142) (pernas paralelas ao solo). Retornar até a posição de "V" e circundar os braços (Figura 6.143), flexionar a coluna enquanto retorna as pernas ao solo (Figura 6.144), trazendo os braços para frente (Figura 6.145).

Respiração: expirar durante os rolamentos.

Contrologia: controle de centro e dissociação de MMII e MMSS, concentração, controle e precisão de movimento, fluidez.

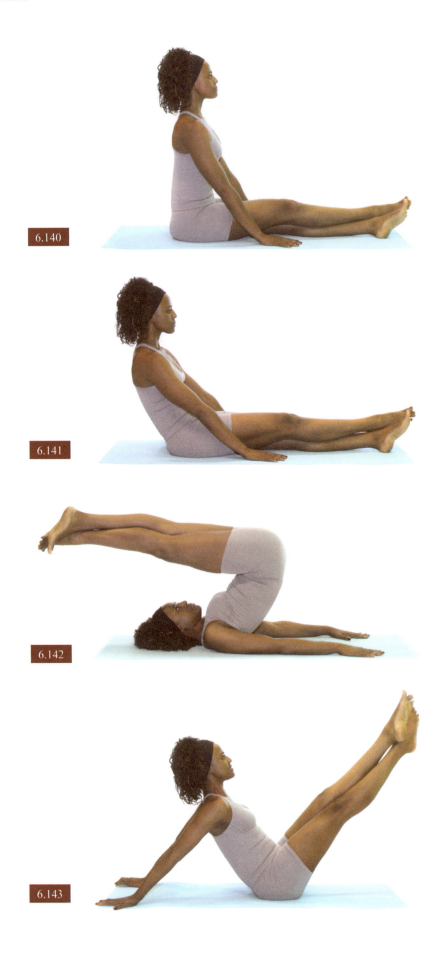

6.140

6.141

6.142

6.143

Os 34 exercícios de Pilates no solo (Mat Pilates)

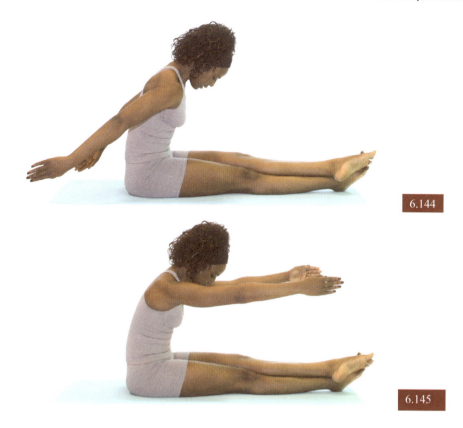

6.144

6.145

30 A foca (*the seal*)

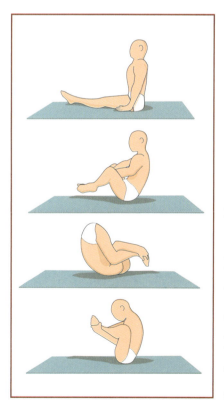

Objetivo: melhorar a flexibilidade da articulação coxofemoral, desenvolver a estabilidade e o controle do tronco.

Dicas essenciais: ombros afastados das orelhas, manter o formato em "C" da coluna, não apoiar o peso sobre a cervical.

Foco muscular: músculos abdominais e extensores da coluna.

Posição inicial: sentado com o apoio atrás dos ísquios, coluna em flexão. Quadris e joelhos em rotação externa e flexionados, pés afastados do solo, mãos segurando os tornozelos (Figura 6.146).

Movimento: rolar para trás até o apoio sob as escápulas. Retornar à posição inicial sem apoiar os pés no solo (Figura 6.147).

Respiração: expirar ao rolar para trás, inspirar ao retornar.

Contrologia: concentração, controle e precisão de movimento, organização craniovertebral e crescimento axial.

Iniciante: rolando sentado com o apoio atrás dos ísquios, coluna em flexão, quadris e joelhos em rotação externa e flexionados, pés apoiados no solo, mãos segurando os tornozelos, realizar apenas o rolamento dos quadris para trás.

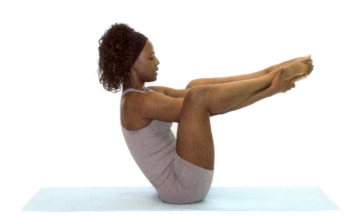

6.146

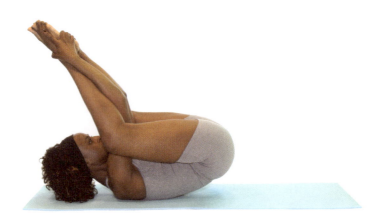

6.147

31 O caranguejo (*the crab*)

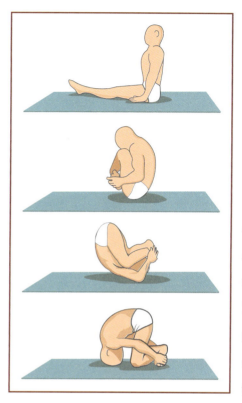

Objetivo: alongar as regiões cervical e lombar, melhorar a estabilidade do tronco.

Dicas essenciais: manter a coluna em "C", controle de centro e organização de cintura escapular, as mãos seguram os pés durante todo o movimento.

Foco muscular: músculos abdominais e extensores da coluna.

Posição inicial: sentado com o apoio atrás dos ísquios, coluna, quadris e joelhos em flexão com as pernas, pés cruzados e afastados do solo, mãos segurando os pés (Figura 6.148).

Movimento: rolar para trás até apoiar as escápulas (Figura 6.149), rolar para frente até apoiar o topo da cabeça. As mãos permanecem segurando os pés durante todo o movimento (Figura 6.150).

Respiração: inspirar ao rolar para trás, expirar ao retornar.

Contrologia: concentração, controle e precisão de movimento, organização craniovertebral e crescimento axial.

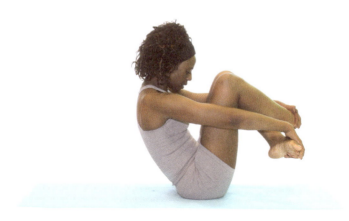

6.148

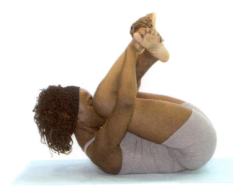

6.149

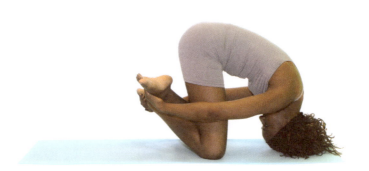

6.150

32 O balanço (*the rocking*)

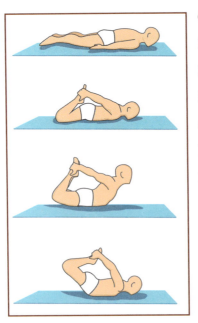

Objetivo: fortalecer os extensores da coluna e do quadril, melhorar a flexibilidade dos flexores do quadril, alongar a musculatura peitoral.

Dicas essenciais: manter a musculatura estabilizadora do tronco acionada, evitar hiperextensão lombar e cervical.

Foco muscular: extensores da coluna e do quadril.

Posição inicial: decúbito ventral, pelve neutra, joelhos flexionados (pernas paralelas), mãos segurando no dorso dos pés. Cabeça descansando para o lado (Figura 6.151).

Movimento: estender a coluna e os quadris, afastando o peito do solo (pressionar os pés contra as mãos). Balançar para frente e para trás (Figura 6.152). Retornar à posição inicial.

Respiração: inspirar durante a extensão da coluna e dos quadris, expirar ao retornar.

Contrologia: controle de centro e dissociação de MMII e MMSS, organização craniovertebral e crescimento axial.

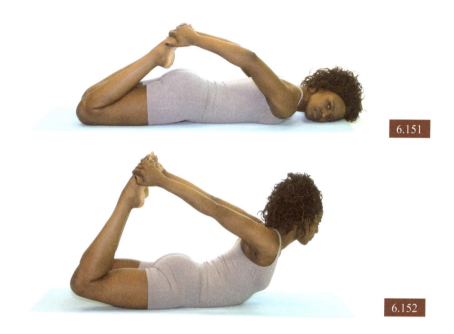

6.151

6.152

33 O controle do equilíbrio (*the control balance*)

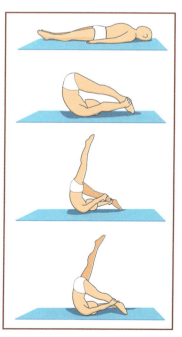

Objetivo: fortalecer os extensores do quadril e os músculos abdominais, melhorar a flexibilidade dos flexores do quadril.

Dicas essenciais: manter os ombros longe das orelhas, evitar apoiar o peso na coluna cervical.

Foco muscular: extensores do quadril.

Posição inicial: decúbito dorsal, pelve neutra, ombros e quadris em flexão (posição de cadeira), cotovelos estendidos com os braços acima da cabeça e as palmas das mãos voltadas uma para outra (Figura 6.153).

Movimento: estender os joelhos para a diagonal (Figura 6.154), ao flexionar os quadris a 90°, iniciar o rolamento para trás pela pelve até apoiar as escápulas. Pernas paralelas ao solo (Figura 6.155).

Estender os quadris, direcionando as pernas para o teto (Figura 6.156). Flexionar o quadril direito tocando o pé no solo (as mãos tocam a perna direita), a outra perna permanece com joelho estendido e o pé apontando para o teto (Figura 6.157). Alternar os movimentos. Estender os quadris, direcionando as pernas para o teto. Retornar à posição inicial.

Respiração: expirar ao rolar para trás, inspirar ao retornar.

Contrologia: organização craniovertebral e crescimento axial, fluidez, concentração, controle e precisão de movimento.

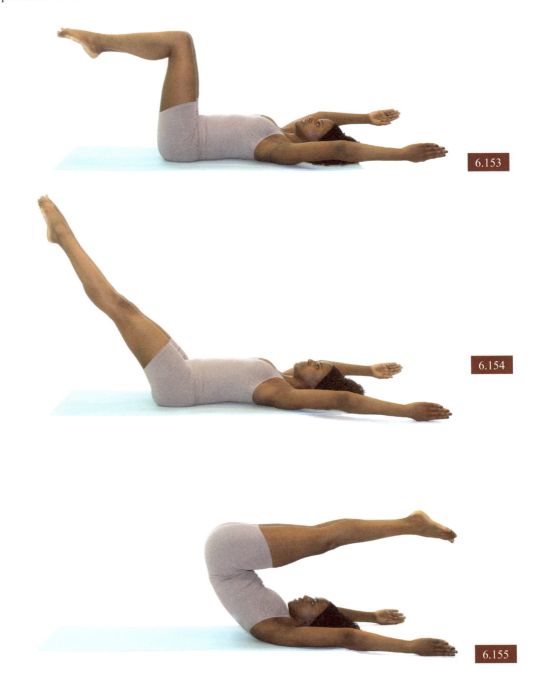

6.153

6.154

6.155

Os 34 exercícios de Pilates no solo (Mat Pilates)

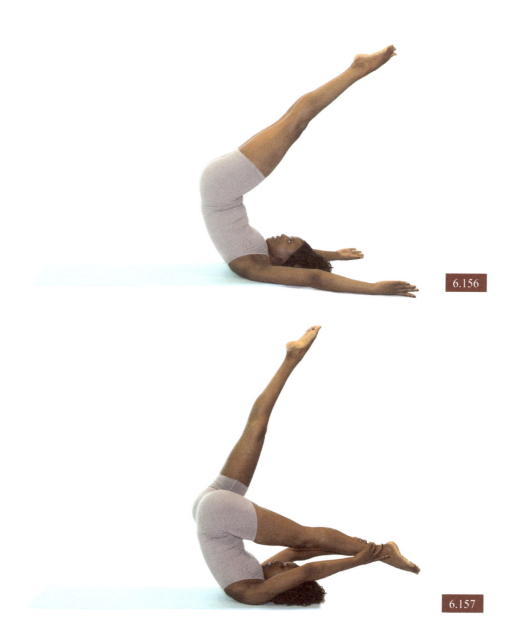

6.156

6.157

34 | A flexão de cotovelo (*the push-up*)

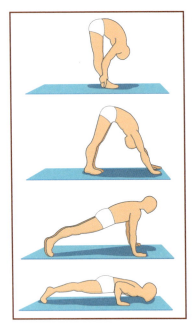

Objetivo: fortalecer os extensores do cotovelos e os músculos peitorais, melhorar a estabilidade do tronco.

Dicas essenciais: manter a organização e o alinhamento de cabeça, pescoço e cintura escapular durante o movimento, pelve em posição neutra, evitar movimento excessivo de pelve e tronco.

Foco muscular: tríceps.

Posição inicial: em pé, pés paralelos na largura dos quadris, braços ao lado do corpo (Figura 6.158).

Movimento: (Figura 6.159) flexionar a coluna até apoiar as mãos no solo (mãos paralelas embaixo dos ombros, joelhos estendidos, dedos dos pés apoiados no solo), caminhar com as mãos para frente até a posição 25 (a elevação posterior da perna) (Figura 6.160). Flexionar e estender os cotovelos (Figura 6.161). Com as mãos apoiadas no solo, elevar os quadris em direção ao teto (posição de "V" invertido) (Figura 6.162) e voltar caminhando com as mãos em direção aos pés. Retornar à posição inicial.

Respiração: inspirar ao flexionar os cotovelos, expirar ao estender os cotovelos.

Contrologia: controle de centro e dissociação de MMII e MMSS; concentração, controle e precisão, alinhamento e descarga de peso de MMII e MMSS.

Iniciante: manter os joelhos apoiados no solo.

Intermediário: adicionar instabilidade, apoiando as mãos na bola suíça.

Avançado: manter um pé afastado do solo (*arabesque*) (Figura 6.163).

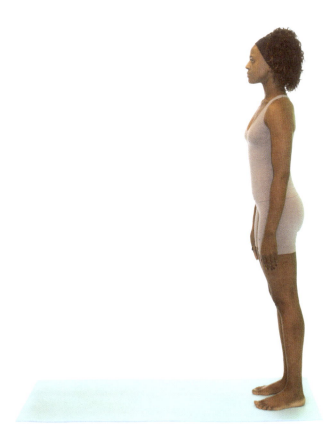

6.158

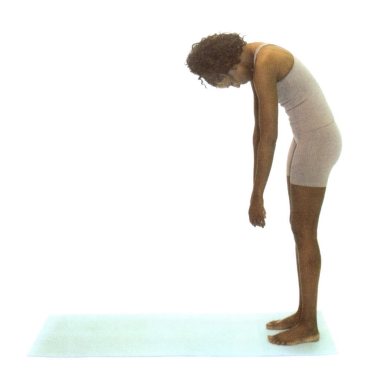

6.159

Método Pilates

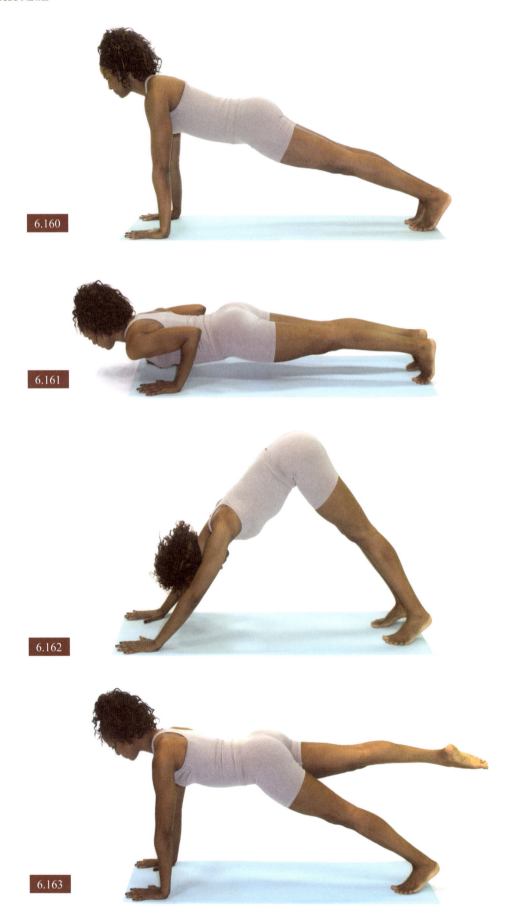

6.160

6.161

6.162

6.163

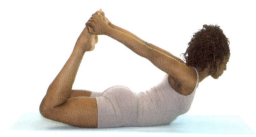

Pilates no solo em pé (Standing Pilates) 7

Ticiane Marcondes Fonseca da Cruz

As posturas realizadas em pé, apresentadas a seguir, são mais uma opção dentro do Método, que possibilitam a vivência dos princípios e, também, a adaptação de alguns dos exercícios realizados no solo para a posição vertical.

O Pilates em pé, ou *standing Pilates*, é conhecido no Brasil pelo *PhysicalMind Institute*. É uma excelente opção para ser utilizada como transição dos exercícios de solo para as atividades de vida diária, e também para aqueles que são menos flexíveis e apresentam dificuldades para levantar, sentar e mudar de posição durante as aulas no solo. Utilizar o *standing Pilates* como transição para o Mat Pilates torna-se adequado nessas situações.

Os exercícios realizados na posição em pé têm como objetivo desafiar uma organização corporal adequada no plano vertical. Em sua versão clássica, a sequência em pé era desenvolvida com o auxílio da parede.

Para Romana, uma das primeiras discípulas de Joseph Pilates, e Gallagher, os exercícios realizados na parede tornavam a coluna flexível e alongavam a musculatura das pernas e coxas, eliminavam a tensão do pescoço e dos ombros. A sequência podia ser realizada com ou sem pesos e compor a transição da série do *reformer* para o solo (Gallagher e Kryzanowska, 2000).

Método Pilates

A postura em pé, apesar de desafiadora, é funcional e natural, pois estimula a sustentação, o controle, o equilíbrio, o alinhamento e a descarga de peso corporal, propriedades cuja importância para a marcha é essencial.

Em situações cotidianas (corpo em posição vertical), a musculatura do assoalho pélvico é constantemente solicitada para garantir a função de *sustentação* dos órgãos internos. Manter este grupo muscular fortalecido e com sua função conservada pode evitar prolapsos e distúrbios do trato urinário, como as incontinências.

O *equilíbrio* é constantemente solicitado, exigindo maior atenção e concentração, pré-requisitos fundamentais para a correta execução dos movimentos. A atividade cerebral passa a ser mais intensa, podendo levar o praticante a uma fadiga precoce durante a prática.

Grande parte das dores e até mesmo patologias que comprometem os sistemas musculoesquelético e osteoarticular são provocados pelos desalinhamentos da postura em pé, que se refletem em *alinhamento e descarga de peso*, adotados pelo praticante.

A prática dos exercícios em pé, de maneira correta, poderá evitar os vícios e desequilíbrios posturais acumulados ao longo da vida, bem como auxiliar na aquisição de uma melhor postura vertical, na manutenção e no treinamento neuromuscular. Outro fator a ser considerado é a compressão óssea em sentido longitudinal, o que pode auxiliar na prevenção da osteoporose.

Algumas posturas podem ser desconfortáveis; não se esqueça de checar se você está apto para realizar esse tipo de movimento. Verifique as recomendações gerais no tópico antes de começar.

7.1 Exercícios de Pilates no solo em pé (*Standing Pilates*)

1 Flexão e extensão de joelhos

Objetivo: desafiar estabilidade lombopélvica, equilíbrio, controle de centro.

Dicas essenciais: manter a pelve em posição neutra, evitar movimentos excessivos de pelve e tronco, manter a correta distribuição de carga nos apoios dos pés e o crescimento axial durante os movimentos, o joelho da perna de apoio pode estar semiflexionado (relaxado).

Posição inicial: em pé, perna esquerda elevada, manter quadril e joelho flexionados, pelve e coluna neutras. Braços elevados, ombros a 45° em abdução. Palmas das mãos para baixo (Figura 7.1).

Movimento: estender o joelho esquerdo mantendo o quadril flexionado, pé em flexão plantar (Figura 7.2). Flexionar o joelho com o pé em dorsiflexão (Figura 7.3). Repetir o movimento com a outra perna.

Respiração: inspirar ao estender o joelho, expirar ao flexioná-lo.

Contrologia: concentração, controle e precisão; controle de centro e dissociação de MMII, alinhamento e descarga de peso de MMII; crescimento axial.

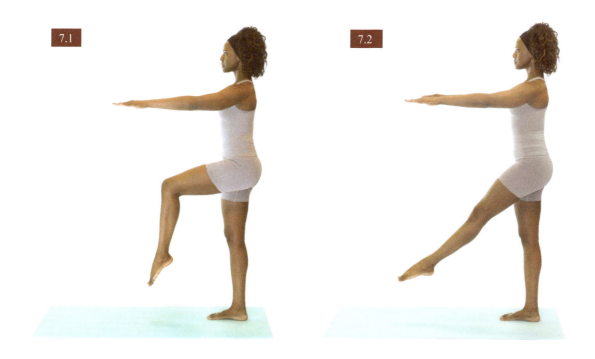

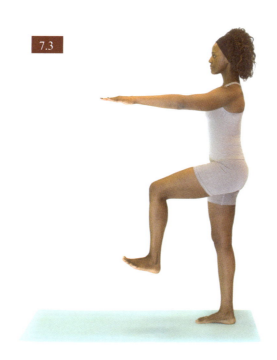

2 Flexão e extensão de quadril

Objetivo: desafiar estabilidade lombopélvica, equilíbrio, controle de centro.

Dicas essenciais: manter a pelve em posição neutra, evitar movimentos excessivos de pelve e tronco, manter a correta distribuição de carga nos apoios dos pés e o crescimento axial durante os movimentos, o joelho da perna de apoio pode estar semiflexionado (relaxado).

Posição inicial: em pé, perna esquerda elevada, manter quadril e joelho flexionados, pelve e coluna neutras. Braços elevados, ombros a 45° em abdução. Palmas das mãos para baixo (Figura 7.4).

Movimento: estender o quadril e o joelho da perna esquerda (Figura 7.5). Retornar à posição inicial. Repetir o movimento com a outra perna.

Respiração: expirar ao estender os quadris. Inspirar para retornar.

Contrologia: concentração, controle e precisão; controle de centro e dissociação de MMII, alinhamento e descarga de peso de MMII; crescimento axial.

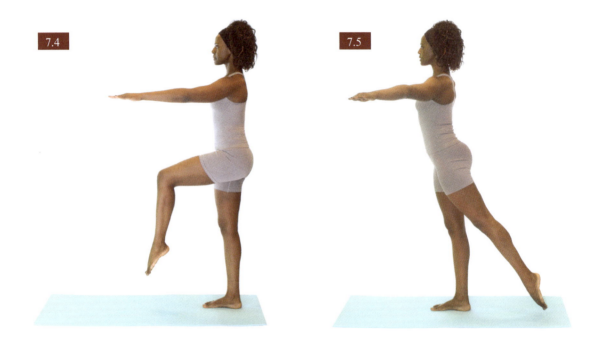

3 Rotação da coluna

Objetivo: desafiar a estabilidade lombopélvica em rotação, equilíbrio, controle de centro, coordenação.

Dicas essenciais: manter a pelve em posição neutra, evitar movimentos excessivos de pelve e tronco, manter a correta distribuição de carga nos apoios dos pés e o crescimento axial durante os movimentos, o joelho da perna de apoio pode estar semiflexionado (relaxado), manter os ombros organizados, articular a coluna segmentadamente.

Posição inicial: em pé, perna direita elevada, manter quadril e joelho flexionados, pelve e coluna neutras. Braços elevados, ombros a 45° em abdução. Palmas das mãos para baixo (Figura 7.6).

Movimento: manter o alinhamento dos braços e realizar a rotação da coluna para o lado direito. Segurar a posição por alguns segundos e aumentar a rotação (Figura 7.7). Retornar à posição inicial. Repetir o movimento para o outro lado (Figura 7.6).

Respiração: expirar durante as rotações.

Contrologia: haste flexível, concentração, controle e precisão; controle de centro e dissociação de MMII, alinhamento e descarga de peso de MMII; crescimento axial.

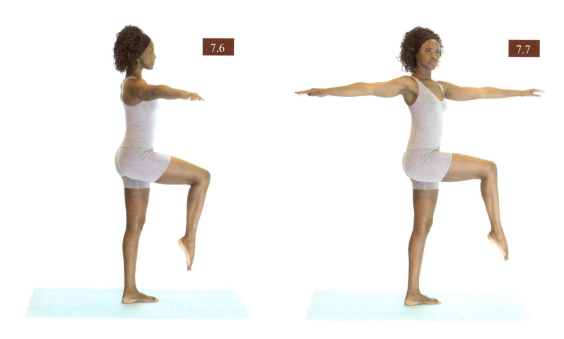

4 Estrela

Objetivo: desafiar a estabilidade lombopélvica em inclinação, equilíbrio, controle de centro, coordenação.

Dicas essenciais: manter a pelve em posição neutra, evitar movimentos excessivos de pelve e tronco, manter a correta distribuição de carga nos apoios dos pés e o crescimento axial durante os movimentos, evitar a flexão lateral da coluna, manter os ombros organizados e os braços alinhados.

Posição inicial: em pé, pés paralelos na largura do quadril, braços ao lado do corpo (Figura 7.8).

Movimento: elevar os braços até a altura dos ombros, transferindo o peso do corpo para a perna direita (Figura 7.9), abduzindo a perna esquerda. Inclinar o tronco para o lado direito, aumentando a abdução do quadril até a posição da "estrela" (Figura 7.10). Manter a posição por alguns segundos. Retornar à posição inicial (Figura 7.8). Repetir o movimento para o outro lado.

Respiração: expirar ao inclinar o tronco. Inspirar para manter a posição.

Contrologia: concentração, controle e precisão; controle de centro e dissociação de MMII, alinhamento e descarga de peso de MMII; crescimento axial.

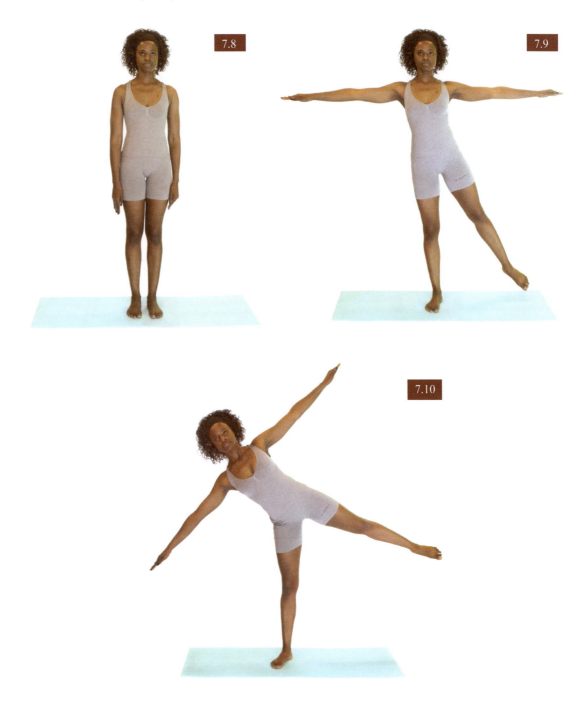

5 Avião (*airplane*)

Objetivo: desafiar a estabilidade lombopélvica em inclinação, equilíbrio, controle de centro, coordenação.

Dicas essenciais: manter a pelve em posição neutra, evitar movimentos excessivos de pelve e tronco, manter a correta distribuição de carga nos apoios dos pés e o crescimento axial durante os movimentos, evitar a flexão lateral da coluna, manter os ombros organizados e os braços alinhados.

Posição inicial: em pé, pés paralelos na largura do quadril, braços ao lado do corpo (Figura 7.11).

Movimento: iniciar a transferência do peso do corpo para a perna direita e estender o quadril esquerdo, pé em flexão plantar, ponta em contato com solo (Figura 7.12). Manter a extensão do quadril e inclinar a coluna (o tronco) até que o tronco e a perna fiquem na horizontal e paralelos ao solo (Figura 7.13); ao mesmo tempo, elevar os braços até a altura dos ombros na postura do avião. Manter a posição por alguns segundos. Retornar à posição inicial. Repetir o movimento para o outro lado.

Respiração: expirar ao inclinar o tronco. Inspirar para manter a posição.

Contrologia: concentração, controle e precisão; controle de centro e dissociação de MMII, alinhamento e descarga de peso de MMII; crescimento axial.

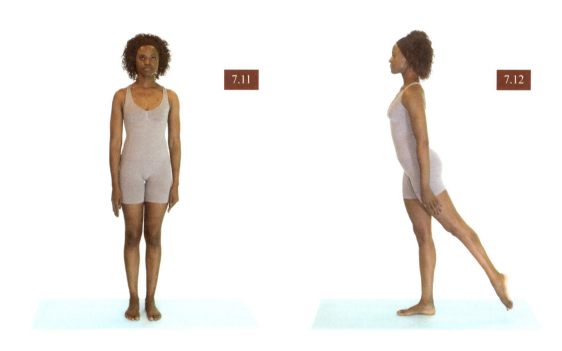

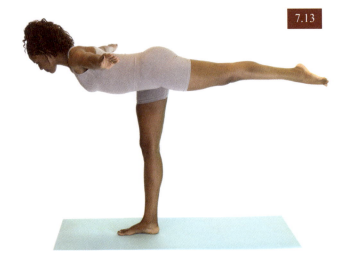

6 Alongamento dos flexores do quadril

Objetivo: desafiar a estabilidade lombopélvica em inclinação, equilíbrio, controle de centro, coordenação.

Dicas essenciais: manter a pelve em posição neutra, evitar movimentos excessivos de pelve e tronco, manter a correta distribuição de carga nos apoios dos pés e o crescimento axial durante os movimentos, manter a *powerhouse* acionada, evitando a hiperlordose lombar.

Posição inicial: em pé, pés paralelos na largura dos quadris, braços ao lado do corpo (Figura 7.14).

Movimento: iniciar a transferência do peso do corpo para a perna esquerda e flexionar o joelho direito, segurando o peito do pé com a mão direita (Figura 7.15). Pressionar o peito do pé contra a mão (como se quisesse estender o joelho e o quadril) e, ao mesmo tempo, inclinar o tronco, mantendo uma leve extensão da coluna. O braço esquerdo é elevado à frente, auxiliando no equilíbrio (Figura 7.16). Retornar à posição inicial. Repetir o movimento para o outro lado.

Respiração: inspirar durante a transferência de peso. Expirar ao inclinar o tronco à frente.

Contrologia: concentração, controle e precisão; controle de centro e dissociação de MMII, alinhamento e descarga de peso de MMII e MMSS; crescimento axial.

PILATES NO SOLO EM PÉ (STANDING PILATES)

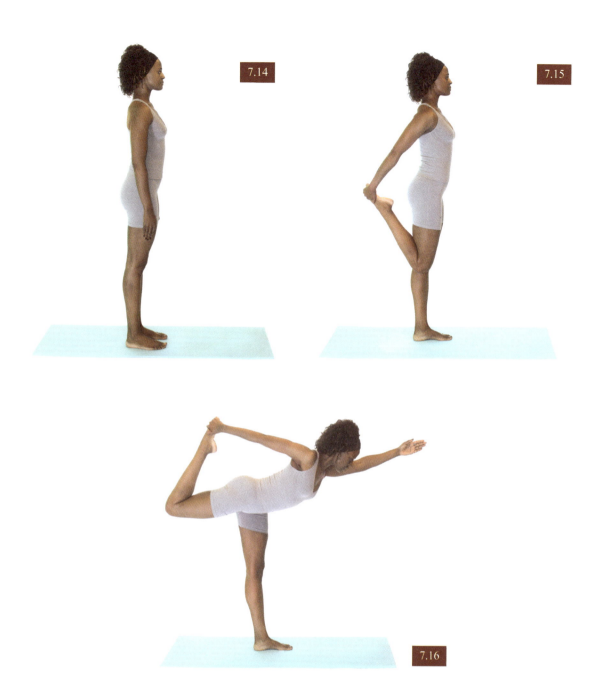

7.14

7.15

7.16

145

7 Enrolamento da coluna para baixo

Objetivo: melhorar a articulação da coluna na posição vertical, desafiar o controle de centro e equilíbrio.

Dicas essenciais: manter a pelve em posição neutra, evitar movimentos excessivos de pelve e tronco, manter a correta distribuição de carga nos apoios dos pés e o crescimento axial durante os movimentos, manter a *powerhouse* acionada, evitando que o movimento aconteça somente pela região lombar.

Posição inicial: em pé, pés paralelos na largura dos quadris, braços ao lado do corpo (Figura 7.17).

Movimento: (Figura 7.18) iniciar o rolamento para baixo pelo topo da cabeça e articular a coluna até que o topo da cabeça aponte para o solo (Figura 7.19). Manter a posição por alguns segundos. Retornar lentamente à posição inicial.

Respiração: expirar durante os rolamentos.

Contrologia: controle de centro; organização craniovertebral; e crescimento axial.

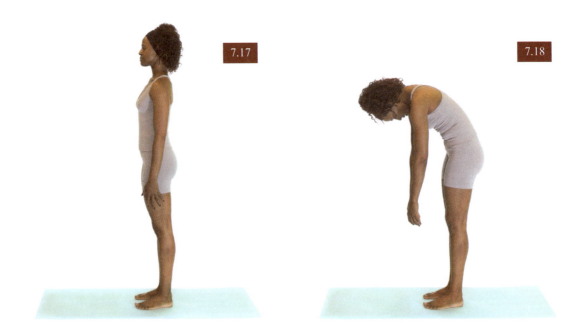

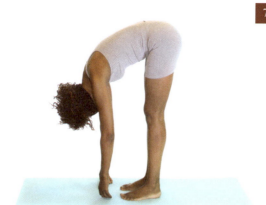

7.19

8 Adução e abdução de quadril

Objetivo: desafiar a estabilidade lombopélvica durante os movimentos de adução e abdução, equilíbrio, controle de centro e coordenação.

Dicas essenciais: manter o alinhamento dos MMII, evitar movimentos excessivos de pelve e tronco, manter a correta distribuição de carga nos apoios dos pés e o crescimento axial durante os movimentos, manter a *powerhouse* acionada, evitando a hiperlordose lombar.

Posição inicial: em pé, pés paralelos na largura do quadril, braços ao lado do corpo (Figura 7.20).

Movimento: deslizar uma perna para frente (Figura 7.21) e, ao mesmo tempo, flexionar o quadril a 90°, manter o joelho flexionado (Figura 7.22). Abduzir o quadril (Figura 7.23) (manter o alinhamento), aduzir (Figura 7.22). Retornar à posição inicial. Repetir o movimento com a outra perna.

Respiração: alternar inspiração e expiração com os movimentos de adução e abdução de quadril.

Contrologia: concentração, controle e precisão; controle de centro e dissociação de MMII, alinhamento e descarga de peso de MMII; crescimento axial.

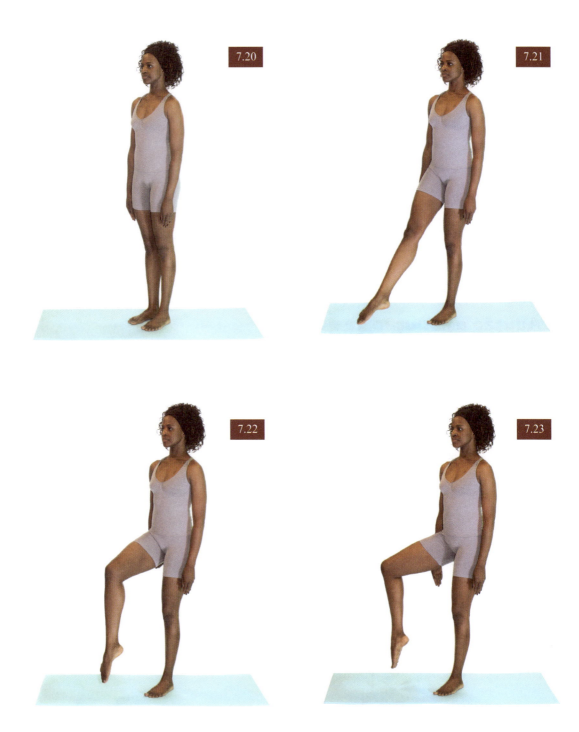

Pilates e postura corporal

Mariangela Pereira Vieira
Victor Cicone Liggieri

8

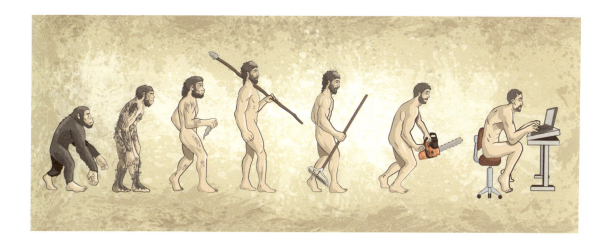

8.1 Aspectos biomecânicos importantes para as aulas de Pilates

O Método Pilates possibilita uma variedade de movimentos que trazem inúmeros benefícios ao praticante, como melhoria da flexibilidade, força muscular, coordenação e gesto motor, bem-estar físico e mental, condicionamento físico, postura, diminuição do estresse etc.

A construção dos movimentos deve seguir uma progressão que leve em consideração fatores biomecânicos e de adaptação fisiológica do treinamento, favorecendo a execução dos movimentos e possibilitando a realização dos gestos com segurança.

8.2 O que é postura?

A fim de facilitar a compreensão dos aspectos biomecânicos básicos envolvidos durante a prática de Pilates, o mecanismo de controle postural será analisado, assim como a sua influência nos diversos posicionamentos corporais, que são adotados durante a prática do método.

Para Bricot (2004), a postura é como a manutenção ativa, involuntária e harmônica das estruturas corporais no espaço perante a gravidade. Essa manutenção ativa está relacionada ao acionamento do sistema nervoso central (SNC), por meio de captores posturais localizados na pele, nos músculos e nas outras estruturas periféricas (por exemplo: olhos, pés).

Esses captores periféricos sinalizam ao SNC sobre o posicionamento das estruturas corpóreas no espaço, que, por sua vez, enviam comandos de ordem motora em *feedback* para o acionamento de músculos específicos, sendo acionados em ordem e frequência específicas, para realizar a manutenção de equilíbrio do corpo e a relação entre pelve, tronco e cabeça (massas corporais).

A relação harmoniosa entre as massas corporais (alinhamento corporal) (Figura 8.1), assim como a manutenção da fisiologia da coluna vertebral (Figura 8.2), deve ser estimulada no início e durante toda a prática dos exercícios. Na população geral, esse padrão de alinhamento vertebral ideal é raro de ser encontrado, em razão de diversos fatores posturais e da vida diária moderna. Entretanto, é importante que o profissional do método tenha uma referência do padrão fisiológico do alinhamento vertebral, para que identifique os excessos e as ausências de curvaturas.

A coluna vertebral, em seu padrão fisiológico, possibilita a ação dos músculos inseridos no tronco a exercerem uma ligação ativa (músculos em bom posicionamento em sua perfeita função) com as cinturas escapular e pélvica que, por sua vez, estão ligadas aos membros superiores e inferiores (Bézier e Piret, 1992). A manutenção das curvaturas em padrão fisiológico também possibilita a boa relação dos apoios articulares e a menor sobrecarga em apoio de discos e facetas articulares. Assim, a segurança gestual será adquirida nos movimentos básicos e avançados.

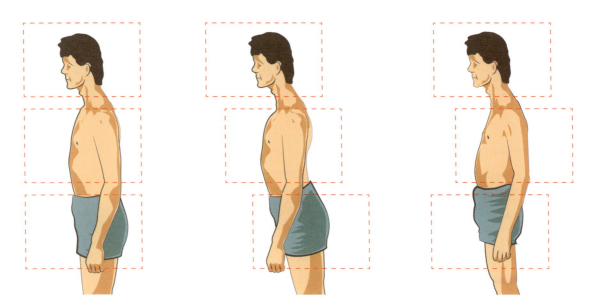

Figura 8.1 – Relação harmoniosa entre as massas corporais.

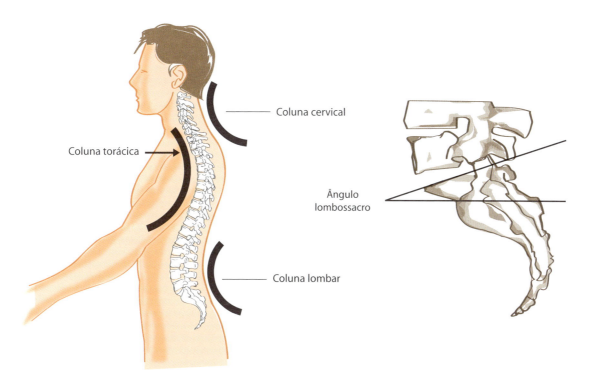

Figura 8.2 – Manutenção das curvaturas fisiológicas da coluna vertebral.

As ações musculares e articulares dos membros inferiores realizam forte influência no posicionamento da coluna vertebral. Ao se analisar a posição das vértebras sacrais e últimas lombares, vê-se que elas estão passivas ao posicionamento da massa pélvica, especialmente dos ilíacos, que, por sua vez, estão relacionados por inserções musculares com o fêmur e a tíbia, os quais também estão ligados à organização dos pés, por músculos monoartiulares e biarticulares que realizam influência sobre a posição sacral. É comum encontrar sacros em posições horizontalizadas e/ou verticalizadas que influenciam as curvas fisiológicas da coluna; deve-se observar que o posicionamento do sacro está diretamente ligado à organização dos membros inferiores.

Portanto, o posicionamento *neutro* da coluna vertebral não deve ser interpretado como um setor isolado do resto do corpo, pois este possui estreita relação com as cinturas escapular e pélvica. Essa influência será analisada nos diversos posicionamentos do corpo durante as posturas iniciais abordadas a seguir.

8.2.1 Postura em pé e sua influência na pelve neutra

Na postura em pé (ortostatismo), encontra-se forte influência do posicionamento dos membros inferiores (MMII) para a obtenção da pelve neutra. Os pés representam a base para uma boa postura, suporte fundamental para a posição bípede humana e peça essencial para a marcha. Toda a força distribuída de forma inadequada nos pés influencia diretamente a ação fisiológica dos músculos dos membros inferiores e, consequentemente, o posicionamento da pelve e do tronco. Uma boa relação de força nos pés depende da presença e da sustentação dos arcos longitudinais e transversos. Esses arcos são construídos pela ação dos músculos internos dos pés (tibial posterior, interósseos, lumbricais, abdutor do hálux e do quinto metatarso) durante o desenvolvimento do homem em seu ambiente, e podem ser conquistados em maior ou menor grau durante a prática de exercícios (Figuras 8.3 a 8.6).

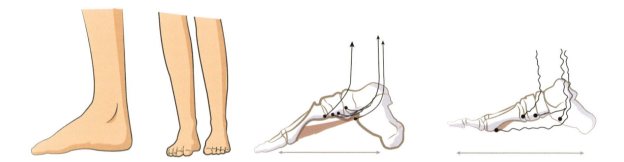

Figura 8.3 – Ação dos músculos intrínsecos dos pés.

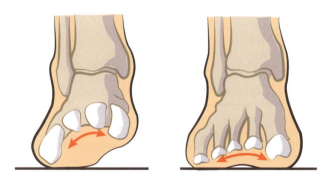

Figura 8.4 – Arco transverso dos pés.

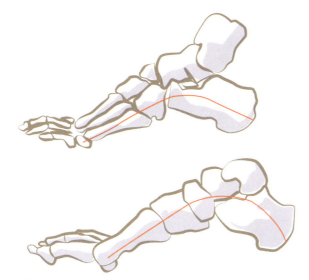

Figura 8.5 – Arco longitudinal.

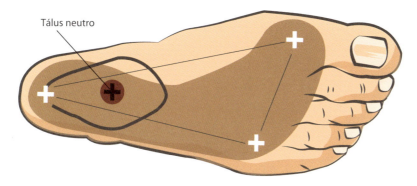

Figura 8.6 – Distribuição dos apoios do triângulo do pé: calcâneo, hálux e quinto dedo.

Quando a ação dos músculos internos dos pés acontece de forma saudável, além de nos defender da ação da força da gravidade em achatamento das estruturas, obtém-se um posicionamento da tíbia em neutralidade (leve rotação interna e leve anteriorização), o que favorece a ação dos músculos (sartório, isquiotibiais, retofemoral) que se ligam na pelve e no fêmur (Bézier e Piret, 1992).

Nessa posição, observa-se a tendência do fêmur para a rotação interna e, consequentemente, a tendência à anteversão da pelve e do sacro horizontalizado, somado ao aumento de curvaturas da coluna.

Essa tendência é compensada por meio do acionamento de rotadores externos da coxofemoral, especialmente as fibras inferiores do glúteo máximo, piriforme e os pélvicos trocanterianos. Uma vez acionadas essas forças, pode-se observar a pelve em neutralidade, onde as espinhas ilíacas anterossuperiores (EIAS) estão horizontalizadas com as espinhas ilíacas posteroinferiores (EIPI) (Figura 8.7).

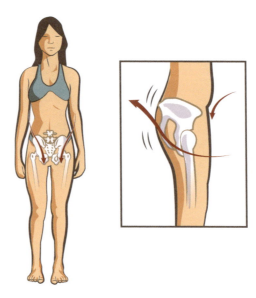

Figura 8.7 – Ação dos músculos na pelve.

Ao se estimular a posição neutra da pelve, fornece-se condição para o acionamento dos músculos do assoalho pélvico (fibras transversas e longitudinais), que acionam os músculos reto do abdômen, oblíquos e transverso (abertura da asa ilíaca, respectivamente). Uma vez ativos, os músculos da parede abdominal tracionam o osso esterno para baixo, colocando a oitava vértebra dorsal (D8) no ápice da curvatura torácica, favorecendo o bom alinhamento cervical. Paralelamente à abertura das asas ilíacas, é favorecida a ação dos músculos espinhais da coluna que, conjuntamente com os músculos anteriores do tronco, criam uma relação de descompressão e crescimento do eixo vertebral.

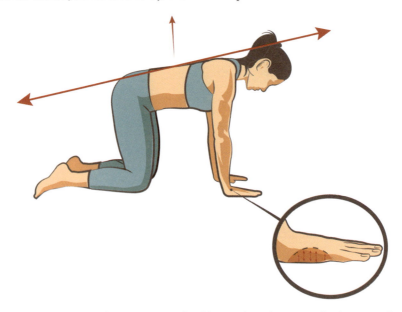

Figura 8.8 – Manutenção das curvaturas fisiológicas da coluna vertebral em quadrupedia e ativação dos arcos palmares.

Pode-se, também, transferir esse conceito para o apoio unipodal, mantendo todas as conexões musculares para o pé de apoio e o alinhamento da pelve, que tende a desalinhar pela falta de apoio de um dos pés.

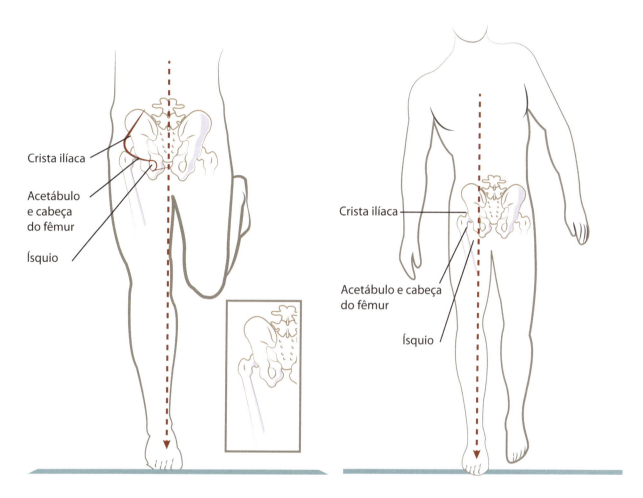

Figura 8.9 – Apoio unipodal e manutenção do alinhamento pélvico.

A compreensão desse encadeamento muscular e articular, que acontece na bipedia, serve de base para o entendimento dos outros posicionamentos, sendo condição básica para o bom equilíbrio das estruturas corporais. Deve ser lembrado que essa é apenas a referência fisiológica e que, na prática, há indivíduos com maior ou menor potencial de alcançar esse padrão.

O conhecimento desse processo biomecânico pelo profissional é imprescindível para transmitir informações precisas aos clientes.

8.2.2 Posição sentada

A posição sentada é a postura inicial para o desenvolvimento de diversos exercícios do Método Pilates, além de ser a postura mais comum no dia a dia das pessoas. De acordo com Wilke (1999), nesse posicionamento há um aumento das forças de compressão nos discos intervertebrais da coluna vertebral, como evidenciado em diversos estudos de análise biomecânica (Van Dieen, De Looze e Hermans, 2001; Leivseth e Drerup, 1997; Stinson, Poter-Armstrong e Eakin, 2003).

A boa fisiologia e a harmonia entre as curvaturas da coluna vertebral são mais difíceis de serem alcançadas nessa posição, pois os membros inferiores não atuam na mesma intensidade que na bipedia contra a ação da gravidade. Se a pelve e a coluna não estiverem posicionadas de forma neutra, a compressão vertebral também pode aumentar exponencialmente (Lee, 2007), portanto, entender por que isso acontece possibilita adaptações que minimizem esses efeitos prejudiciais à saúde da coluna vertebral nesta posição.

Na posição sentada não há organização e distribuição de forças providas dos membros inferiores, pois os apoios estão na pelve e a ação dos membros inferiores torna-se infinitamente menor.

Ao sentar, pode-se organizar a pelve por meio dos apoios nos ísquios. Esse ajuste gera um posicionamento do sacro e do ilíaco, que favorece a boa fisiologia da coluna vertebral.

Na prática do Método Pilates, também podem ser trabalhadas variações de movimento na postura sentada com os joelhos estendidos, entretanto, para que essa postura seja realizada de forma satisfatória, deve-se ter a possibilidade e a disponibilidade de estruturas que permitam flexão coxofemoral a 90°. Essa condição está diretamente relacionada à flexibilidade dos músculos isquiotibiais, pelvitrocanterianos e iliopsoas, que, quando encurtados, *tracionam* a pelve em retroversão, alterando, assim, a sua fisiologia.

Fixados nessa postura, nota-se a dificuldade do trabalho dos abdominais pelo desabamento da caixa torácica e pela aproximação das costelas nos ilíacos, além da sobrecarga dos músculos paravertebrais que, agora, sustentam a coluna em flexão, somado ao efeito da gravidade sobre ela em apoio discal. Nessa postura, pode-se observar a tentativa do reposicionamento dos ombros, da caixa torácica e da cabeça, a fim de melhorar o posicionamento da coluna. No entanto, essas adaptações, geralmente, ocasionam tensões que podem aumentar ainda mais as compressões intradiscais.

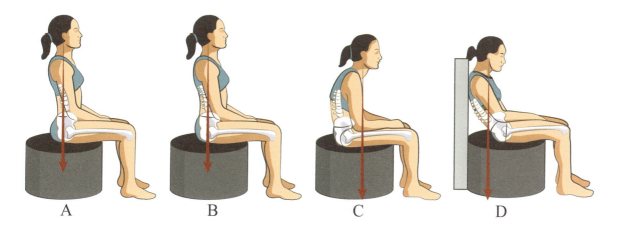

FIGURA 8.10 – (A) Posição sentada ativa ereta, nesta posição a força da gravidade está próxima aos eixos de rotação da cabeça, pescoço e tronco. (B) Postura sentada ereta relaxada, nesta posição a força da gravidade continua muito próxima aos eixos de rotação. (C) Posição sentada curvada para frente, nesta posição a força da gravidade está relativamente distante dos eixos de rotação da cabeça, pescoço e tronco. (D) Postura inclinada para trás, nesta posição a força da gravidade está distante dos eixos de rotação da cabeça, pescoço e tronco, mas o apoio do encosto da cadeira proporciona suporte no lugar do suporte muscular.

Em razão das condições desfavoráveis para a manutenção desse posicionamento, podem-se oferecer possibilidades de adaptação para minimizar os efeitos indesejáveis dos encurtamentos, ao utilizar acessórios ou realizar mudanças no posicionamento do corpo, permitindo, assim, melhores condições articulares e musculares para os movimentos.

Por exemplo, para os exercícios que se iniciam pela pelve (rolamentos), os joelhos podem ser flexionados, as pernas cruzadas (posição de índio) ou pode-se solicitar ao praticante que se sente em um banquinho.

É importante enfatizar que a manutenção dessa posição em excesso aumenta a probabilidade de desgastes e malefícios.

A compreensão das causas de um determinado comportamento postural anormal é importante para que estratégias práticas sejam criadas para o trabalho de reposicionamento, fortalecimento e conscientização do corpo nessa situação.

8.2.3 Quadrupedia

Na posição de quadrupedia há uma tendência à desorganização das cinturas escapular e pélvica, bem como o desalinhamento da coluna vertebral perante a ação da gravidade.

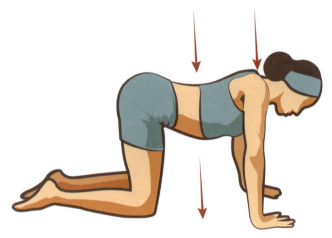

Figura 8.11 – Posição quadrúpede: desalinhamento das curvaturas fisiológicas da coluna perante a força da gravidade.

Essa tendência deve ser minimizada pela ação dos músculos estabilizadores dessas cinturas, além da ação organizadora dos membros inferiores e superiores.

Na região da pelve, agora em flexão coxofemoral, notam-se alterações biomecânicas nas ações de alguns grupos musculares (iliopsoas, glúteo máximo, glúteo médio, fibras posteriores, retofemoral), especialmente, da articulação do quadril, que geram padrões posturais diferentes e que podem variar de acordo com a tipologia de cada indivíduo.

A organização deve acontecer por uma ação maior do assoalho pélvico e da parede abdominal, além da ativação das cadeias musculares dos membros inferiores.

Na região escapular, os músculos que se originam da escápula em direção ao úmero, ao rádio e à ulna possuem componentes biarticular e monoarticular, conectando a mão ao complexo do ombro. Considerando as mãos o ponto de apoio, é a partir delas que os músculos necessários para um bom alinhamento e organização da cintura escapular serão acionados (músculos abdutores, do I ao V metacarpo, interósseos, flexores profundos e superficiais dos dedos e extensores do carpo), por seu arco transverso.

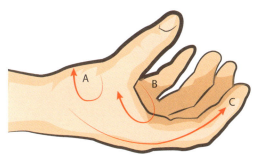

Figura 8.12 – Arcos palmares: (A) arco transverso proximal; (B) arco transverso distal e (C) arco longitudinal.

A organização da cintura escapular está diretamente relacionada ao componente biomecânico, originado nas mãos, por meio das cadeias musculares dos membros superiores e do posicionamento da caixa torácica; esta última influencia diretamente a organização escapular pelo posicionamento das costelas e pela curvatura da coluna torácica.

O posicionamento fisiológico da caixa torácica não aceita fechamentos excessivos das últimas costelas, o que é a tendência natural quando há aumento de lordose lombar alta e anteversão pélvica, condição frequentemente encontrada na população em geral. Uma vez que a caixa torácica esteja bem posicionada, serão encontradas condições ideais para a ação dos músculos que estabilizam a escápula durante os movimentos, facilitando a liberdade das estruturas cervicotorácicas.

8.2.4 Decúbito dorsal

A posição de decúbito dorsal (deitado de barriga para cima) oferece maior percepção ao praticante quanto ao posicionamento da coluna e da pelve, em razão do apoio da cabeça, do tórax e do sacro no solo. A compressão discal nas vértebras é significativamente menor, em virtude da ação da gravidade e da horizontalidade da coluna (Wilke et al, 1999).

A sobrecarga que os membros inferiores impõem à região lombopélvica pode ser aliviada e mais segura ao flexionar os joelhos, diminuindo a tendência à anteversão da pelve e de acentuar a coluna lombar.

Quanto maior for a liberdade da articulação do quadril, menor será a necessidade de ativação dos músculos estabilizadores da pelve (transverso do abdômen, oblíquos, retoabdominal, quadrado lombar) e maior será a facilidade de posicionar as curvaturas da coluna harmoniosamente.

Assim como na postura em pé, o alinhamento dos membros inferiores e a preocupação com a descarga de peso nos pés devem ser mantidos durante os exercícios, que serão realizados com a parte superior do tronco, principalmente, durante os exercícios que exigem força de membros inferiores.

Como no exemplo a seguir:

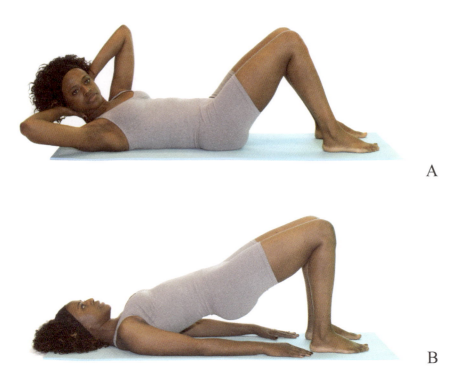

FIGURA 8.13 (A e B) – Alinhamento dos membros inferiores e força nos pés durante o movimento de tronco.

Essa ação também equilibra o comportamento natural, da maioria das pessoas, de se "soltar" e aumentar as curvaturas da coluna.

Na posição em "cadeira" (um pé apoiado no solo e coxofemoral em 90°), deve-se manter a organização corporal descrita anteriormente (Herrington e Daves, 2005).

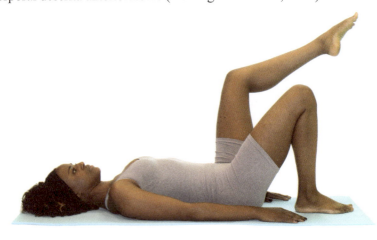

FIGURA 8.14 – Dissociação de membros inferiores na posição de cadeira e organização corporal.

8.2.5 Decúbito lateral

A posição em decúbito lateral (DL) permite maior liberdade do canal vertebral e menor tendência à contração e tensão dos músculos da coluna vertebral e da pelve.

No entanto, é também uma posição com uma pequena base de suporte, principalmente, quando os joelhos e quadris estão estendidos. Há uma grande tendência ao desequilíbrio anterior ou posterior, ao desabamento da pelve em direção às costelas e à dificuldade na organização da cintura escapular, em razão do apoio unilateral.

Para alcançar essa posição de maneira eficiente, é necessário que o praticante posicione-se em pelve neutra com a coluna mais próxima do fisiológico, para que a caixa torácica fique mais bem posicionada e a cintura escapular, organizada. A cabeça e a cervical também devem estar posicionadas de maneira confortável, nesse caso, com a ajuda de um apoio, flexão do cotovelo ou um travesseiro entre o acrômio e a base da orelha (processo mastoide).

Para aumentar a base de suporte, melhorando a estabilidade, devem ser flexionados os joelhos e quadris a 90°, diminuindo, assim, a tendência de desequilíbrio da pelve.

A inclinação da pelve em direção às costelas poderá permanecer, o que normalmente acontece pela ação dos oblíquos do abdômen e do quadrado lombar. Como ajuste muscular, pode-se utilizar a imagem mental de um túnel que circunda a cintura, evitando, assim, fechamentos laterais do tronco durante o movimento, garantindo os espaços articulares fisiológicos entre as vértebras, os ilíacos e as costelas.

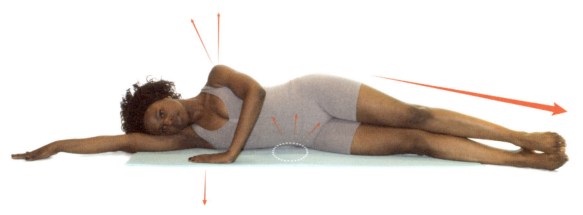

Figura 8.15 – Posição em decúbito lateral e estabilização da pelve pelos músculos abdominais, dorsais e assoalho pélvico.

O apoio da mão no solo, à frente da caixa torácica, facilita a organização da cintura escapular (como descrito em *Quadrupedia*) e diminui a tendência do ombro e da caixa torácica de caírem para frente em enrolamento e fechamento.

Nos exercícios em decúbito lateral, como em outras posições, é necessária a estabilização da pelve pela ação dos músculos do assoalho pélvico, abdominais e dorsais, o que se denomina *centro de força*, especialmente nos exercícios de dissociação do quadril nos movimentos de flexão, extensão, adução e abdução do quadril.

8.2.6 Decúbito ventral

A posição em decúbito ventral (deitado de barriga para baixo) geralmente facilita o aumento das curvaturas da coluna vertebral, a compressão facetária posterior e o aumento da tensão e da contração dos músculos da coluna e da pelve.

De maneira geral, o posicionamento cervical é facilitado realizando-se a rotação lateral desse segmento da coluna; a organização dos membros inferiores e da pelve demanda a liberdade em abertura da articulação do quadril, para não haver flexão excessiva pelos músculos iliopsoas e retofemoral. O acionamento da parede anterior do tronco também é necessário para não haver fechamento das estruturas das costelas e aumento da compressão facetária. Sugerem-se adaptações de acordo com a tendência individual observada. A ativação do controle de centro torna-se necessária durante as posturas.

É importante observar as diferenças individuais, já que a extensão da coluna vertebral possui maior ou menor liberdade. Também se deve ficar atento a possíveis desconfortos que possam ocorrer nesta posição.

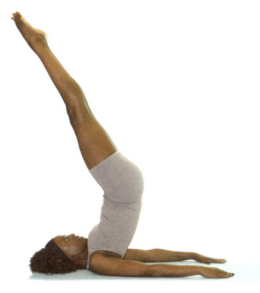

DIDÁTICAS DE AULAS   9

Maria Lucia Ide
Ticiane Marcondes Fonseca da Cruz

A popularização do Método Pilates entre o público, os profissionais de Educação Física e os fisioterapeutas fez o número de aulas em academias de ginástica, clubes, *spas* e clínicas de Fisioterapia aumentar exponencialmente, e, com isso, as dúvidas quanto à elaboração e à didáticas de aulas também aumentaram.

Como visto, o Método evoluiu, assim como o corpo das pessoas que o praticam. A postura corporal adotada já não é a mesma do início do século, bem como a aplicabilidade dos exercícios, tendo influência direta na elaboração das aulas.

O instrutor deve ter profundo conhecimento do Método para criar condições favoráveis para o aprendizado do praticante. Para Howley e Franks (2008, p. 157), "O Pilates é, em essência, uma reeducação por movimentos, em que o estudante aprende a superar padrões de movimentos compensatórios incorretos".

De acordo com Cidade, Tavares e Ladewig (1998), a correta organização da prática de ensino segue a seguinte ordem:

I. *Elaboração da aula*: o professor estabelece metas e organiza a aula prática.
II. *Ensino*: transmite as informações para que o aluno alcance o objetivo do movimento.

III. Prática: o aluno seleciona a informação, processa e executa o movimento.

IV. Feedback pedagógico: o professor observa, avalia e informa o aluno, corrigindo os erros de execução.

9.1 Elaboração da aula

Uma anamnese no início da prática é fundamental para identificar as limitações, as capacidades, os objetivos e as expectativas do aluno. A elaboração de aulas deve ser minuciosa e não seguir uma receita preestabelecida, mas priorizar e levar em consideração os seguintes fatores:

- trabalhar com segurança para o Método;
- respeitar as limitações individuais tanto físicas quanto emocionais de cada um;
- o profissional deve ter conhecimento do repertório de exercícios, de suas adaptações e modificações, aspectos biomecânicos, fisiológicos e anatômicos de cada movimento;
- o profissional deve saber demonstrar o exercício e transmitir segurança ao praticante;
- o movimento não deve causar dor ou desconforto.

Para facilitar o aprendizado do aluno e a construção das aulas, a criação de *objetivos* torna-se uma boa estratégia para o Método.

Os objetivos devem ser adequados ao nível do praticante (iniciante, intermediário, avançado). Por exemplo, se o objetivo em uma aula for trabalhar a *organização craniocervical* e a *mobilidade da coluna* para *nível iniciante*, indica-se utilizar posturas mais seguras, como a posição em pé, que, ao contrário da posição deitada, permite o movimento da cervical a favor da gravidade, diminuindo o grau de dificuldade.

Quando o objetivo for a *mobilidade de coluna* para aqueles de *nível intermediário e avançado*, uma boa estratégia é a posição de joelhos, pois, assim, a base de suporte será menor, criando maior instabilidade para o controle da pelve.

Para cada aula os objetivos podem preencher metas específicas, como melhoria de capacidades motoras (flexibilidade, força etc.), ou até mesmo facilitar o aprendizado dos princípios do Método Pilates para o praticante.

O importante é trabalhar de um modo seguro, colocando as necessidades do praticante em primeiro plano, facilitando o aprendizado e conduzindo a um movimento eficiente. Como exemplo, cita-se uma lista com nove aulas e seus respectivos objetivos:

1) Mobilização de coluna em todos os planos: flexão, rotação, flexão lateral, extensão e movimentos combinados.

2) Mobilidade de coluna em todos os decúbitos.

3) Controle de centro com dissociação de membros inferiores e/ou superiores.

4) Descarga de peso de membros superiores.

5) Estabilização e mobilização de cintura escapular.

6) Movimentos para melhorar a flexibilidade.

7) Força de MMSS e ou MMII, com ou sem mobilização de coluna.

8) Estimular as diversas ações musculares: concêntrico, excêntrico, isométrico.

9) Estimular o maior número de grupos musculares.

9.2 O ensino e a importância da prática

A prática é condição necessária, embora não suficiente, para que ocorra a aprendizagem. O aluno iniciante precisa prestar atenção e se concentrar nas informações recebidas do instrutor, isso porque ele tem dificuldades de receber muitas informações ao mesmo tempo.

Uma das funções do instrutor é saber detectar os erros de *performance* do aluno durante a prática, em relação ao objetivo final a ser alcançado. Esses erros não devem ser considerados como incompetência ou incapacidade, mas como um processo inerente ao aprendizado de qualquer novo movimento ou sistema de exercícios.

Assim, o conhecimento do Método torna o instrutor competente para solucionar problemas que cada situação possa exigir no processo de ensino-aprendizagem, utilizando positivamente os erros e sucessos dos alunos para tal.

Para facilitar esse processo, deve-se priorizar a utilização de poucas informações, e, para isso, a utilização de *dicas* é fundamental. A melhor estratégia que o Método Pilates oferece, tanto ao profissional quanto ao aluno, é a possibilidade de utilizar *instruções*, *dicas verbais*, *táteis* e *de imagens*, sendo essas possibilidades um dos grandes diferenciais do Método em relação à aquisição de consciência corporal, controle motor e reeducação de movimentos.

Ao demonstrar um determinado movimento, ativa-se a imagem mental e, ao aliar-se uma dica verbal relevante, o processo de aprendizado passa a ser orientado e a atenção é voltada para aspectos importantes, auxiliando o aluno a encontrar a melhor solução na resolução do problema.

As instruções verbais estão relacionadas a dicas que auxiliam na produção das ações motoras, para construir, conduzir, sinalizar erros momentâneos e, também, ajudar o aluno a se corrigir durante o movimento. Por exemplo: flexionar os joelhos, elevar os braços, crescer o pescoço para longe etc.

As dicas ou toques táteis servem para conduzir os movimentos pelas mãos do instrutor e são um recurso bastante utilizado para despertar o segmento corporal que não esteja cumprindo o movimento ou a função desejada por meio de um toque preciso.

A utilização das *dicas verbais*, *táteis* e *de imagens* é uma característica marcante do Método Pilates e exige experiência por parte do instrutor.

As *dicas verbais* conduzem o movimento através de palavras; as *dicas táteis*, por sua vez, pela sensação do toque; e as *dicas de imagem* remetem a ação motora a uma imagem (Quadro 9.1).

Como qualquer recurso, se mal utilizado, os resultados podem não ser favoráveis aos objetivos desejados.

É importante lembrar que há pessoas que respondem melhor a dicas verbais, pessoas que só respondem a dicas visuais, somente a dicas táteis ou, ainda, aquelas que aceitam bem todos os estímulos. O conhecimento de todas as variedades de dicas é essencial para pessoas que não se sentem à vontade com o toque do instrutor ou ainda para aqueles que não conseguem entender dicas de imagens.

Assim, a utilização correta dessas ferramentas permite enriquecer as aulas, facilitar o processo de aprendizado, além de acrescentar poesia aos movimentos.

Quadro 9.1 – Dicas verbais, táteis e de imagens para as aulas de Pilates

Princípios	Dicas táteis	Dicas verbais	Dicas de imagens
Respiração e controle de centro	· Apoiar as mãos nas costelas, deslizando-as para baixo e para dentro; · Apoiar a mão na parte inferior do abdômen, direcionando o umbigo para dentro e para cima; · Tocar na parte posterior das costelas deslizando-as para baixo; · Apoiar a mão entre os ísquios do praticante e indicar a ação do assoalho pélvico.	· "Afunilar" as costelas, deslizando-as para baixo e para dentro em direção às cristas ilíacas; · Contrair o oblíquo interno, o externo, o reto do abdômen, o transverso e o assoalho pélvico; · Expandir a caixa torácica no momento da inspiração e afunilá-la no momento da expiração; · Expandir tridimensionalmente (para todos os lados) sua caixa torácica; · Acionar os abdominais, mantendo sua pelve neutra (espaço da lombar livre).	· Imaginar um paraquedas abrindo e fechando; · Imaginar uma bexiga de festa enchendo e esvaziando; · Crescer pelo topo da cabeça no momento da inspiração (como se um fio o puxasse para cima).
Organização craniovertebral	· Tocar na região cervical do praticante para apoiar corretamente a base do crânio; · Tocar na mandíbula para alinhar seu posicionamento, evitando compressão na região cervical.	· Apoiar a base do crânio quando deitado; · Manter o queixo longe do peito; · Começar o rolamento pelo movimento da cabeça.	· Direcionar o movimento mediante o olhar.
Descarga de peso de membros superiores e inferiores	MMSS · Apoiar a mão sob as escápulas demonstrando o movimento de adução e abdução; · Tocar na musculatura posterior do tronco e acionar os músculos necessários para a execução do movimento (serrátil e grande dorsal). MMII · Tocar na pelve para o posicionamento do quadril para boa manutenção da descarga de peso sobre os pés; · Tocar nos pés para perceber a distribuição de peso na planta do pé.	MMSS · Alargar os ombros e organizar as escápulas para liberação dos membros superiores; · Organizar a cintura escapular para uma boa execução do movimento. MMII · Manter a pelve neutra para uma boa descarga de peso; · Distribuir o peso do corpo e acionar a musculatura dos músculos estabilizadores para uma boa manutenção do equilíbrio.	MMSS · Imaginar que os ombros estão sustentando o peso do corpo como um cabide. MMII · Empurrar a planta do pé no chão e crescer para frente e para cima, acionando os músculos do membro inferior; · Imaginar ventosas nos pés.

9.3 O primeiro passo: Pré-Mat

De certa forma, todas as pessoas são iniciantes perante uma nova tarefa motora (exercício), e, levando em consideração a complexidade do Método Pilates, o Pré-Mat torna-se importante para adequar as informações no momento da prática.

O Pré-Mat são exercícios preparatórios que introduzem os princípios do Método Pilates por meio de movimentos. O objetivo é preparar o corpo do aluno com segurança para o Método, ou seja, ensinar a entender como estabilizar, mobilizar, organizar as articulações durante o movimento, respirar adequadamente e introduzir princípios como descarga de peso, organização craniovertebral etc.

Como o próprio nome sugere, o Pré-Mat é o primeiro passo antes de iniciar o Método. Os movimentos passam a ser fracionados para facilitar o aprendizado, permitindo que o praticante monte as peças do quebra-cabeça e compreenda a futura prática.

Uma das maiores dificuldades para o praticante é o aprendizado da respiração tridimensional. Como descrito anteriormente (Capítulo 4), um padrão respiratório não deve ser estimulado, mas estimular todas as possibilidades respiratórias para que as três amplitudes da caixa torácica sejam alcançadas durante a respiração (diâmetro anteroposterior, vertical e laterolateral). A respiração pode ser estimulada nas formas a seguir:

9.3.1 Percebendo a respiração

Decúbito dorsal, pelve neutra, joelhos flexionados e pés apoiados no solo. Mão esquerda apoiada no meio do peito, o outro braço ao lado do corpo, palma da mão para baixo. Estimular a inspiração e a expiração para perceber qual o padrão respiratório predominante (Figura 9.1).

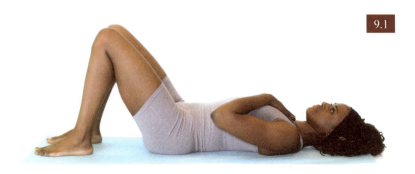

9.3.2 Respiração costal superior

Mãos apoiadas sobre as costelas superiores (Figura 9.2). Estimular a inspiração pelo nariz para movimentar a porção superior do tronco, a fim de permitir que as primeiras costelas "empurrem" as mãos para fora. Expirar pela boca para deslizar as costelas em direção ao quadril, "esvaziando" as mãos.

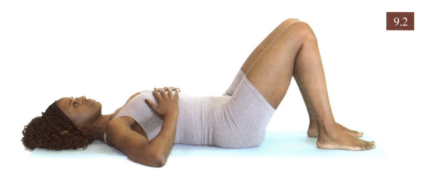

9.3.3 Respiração diafragmática (costelas laterais)

Braços entrelaçados na largura da caixa torácica. Estimular o enchimento da caixa torácica durante a inspiração, longamente pelo nariz, e o esvaziamento pela boca, sentindo a caixa torácica afastando dos braços (Figura 9.3).

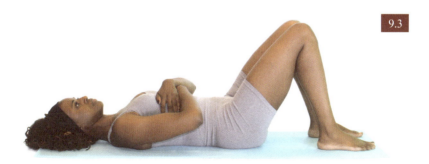

9.3.4 Respiração abdominal

Mãos apoiadas sobre o abdômen. Estimular a inspiração pelo nariz para expandir a parede abdominal, "empurrando" as mãos para fora com a coluna neutra. Expirar pela boca para esvaziar o abdômen (Figura 9.4).

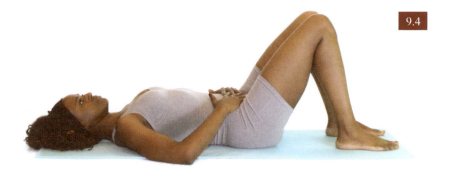

9.3.5 Ação da musculatura do assoalho pélvico

Sentado em uma cadeira (bola suíça, *step*), pelve neutra, ísquios alinhados e apoiados, joelhos e quadris flexionados a 90°, pés apoiados no solo. Mãos nos quadris com os dedos tocando abaixo das EIAS.

Inspirar para expandir tridimensionalmente a caixa torácica e, ao expirar pela boca, aproximar os ísquios, a fim de elevar o assoalho pélvico, acionando o músculo transverso do abdômen, afastando-o dos dedos (Figura 9.5).

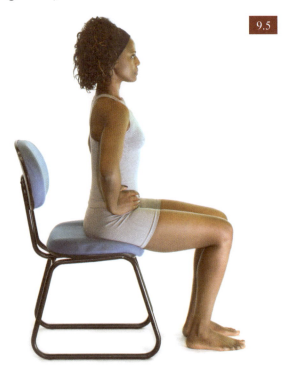

9.3.6 Ação da musculatura do assoalho pélvico e transverso do abdômen

Decúbito dorsal, pelve neutra, joelhos flexionados, pés apoiados no solo e alinhados com os quadris. Mãos apoiadas sobre os quadris e EIAS. Estimular a inspiração para expandir tridimensionalmente a caixa torácica e, ao expirar pela boca, aproximar os ísquios para elevar o assoalho pélvico e acionar o músculo transverso do abdômen, afastando-o dos dedos (Figura 9.6).

A faixa elástica pode ser utilizada para facilitar a percepção do afunilamento da caixa torácica. Experimente posicionar a faixa em diferentes pontos da caixa torácica. Todos esses movimentos respiratórios da caixa torácica devem ser naturais e acontecer simultaneamente durante os exercícios.

No Pré-Mat, o praticante é estimulado a perceber o seu padrão respiratório e, então, a estimular os movimentos respiratórios citados, assim como as ações do assoalho pélvico e do transverso do abdômen separadamente. Dessa forma, utilizando dicas sinestésicas, acessórios, entre outros recursos, ele aprende a unir as peças do quebra-cabeça e a iniciar o princípio da respiração com segurança e fluidez.

Este é apenas um exemplo de como estimular o aprendizado de um princípio.

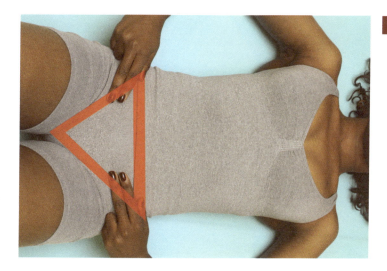

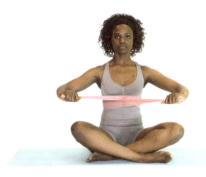

Periodização do treinamento em Pilates: planejamento e organização

10

Alexandre Lopes Evangelista

A organização e o planejamento em longo prazo (ou periodização) é, hoje em dia, uma das melhores maneiras de se atingir, de forma eficiente e segura, os objetivos do cliente (Monteiro, 2006; Evangelista, 2009; Monteiro e Lopes, 2009). Porém, quando se fala em periodização aplicada ao Pilates, as informações na literatura são raras e escassas.

Perguntas como "Por onde começar?", "O que considerar?", "Qual(is) a(s) diferença(s) de exercícios gerais e especiais em relação ao objetivo do cliente?", "Quanto tempo deve durar a planilha de treino e prescrição dos exercícios?" são questões que frequentemente nos vêm à cabeça.

Para responder a essas perguntas, deve-se começar a analisar alguns conceitos fundamentais que nortearão todas as variáveis envolvidas na elaboração e prescrição do treinamento em longo prazo, aplicado ao Método Pilates.

10.1 Princípios do treinamento aplicados ao Pilates

A análise dos princípios do treinamento é o ponto de partida para a elaboração do planejamento em longo prazo. Vale lembrar que os princípios não podem ser analisados separadamente, pois um depende do outro para serem obtidos bons resultados com nosso cliente. São três os princípios que podem ser aplicados ao Método Pilates.

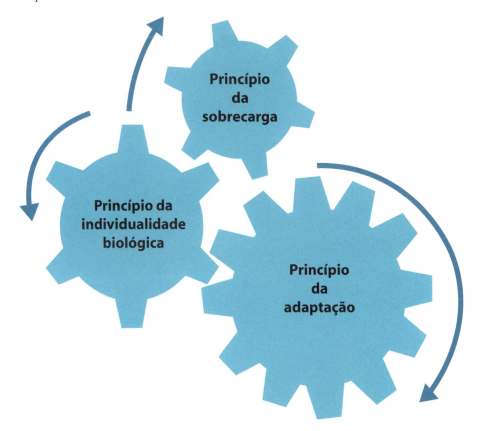

Figura 10.1 – Princípios do treinamento e sua interdependência.

- *Princípio da individualidade biológica*: preconiza que o treinamento deve ser elaborado de maneira individualizada para melhor obtenção dos resultados. Para isso, genótipo (carga genética) e fenótipo (influências externas) devem ser considerados. Na prática, deve-se considerar, por exemplo, se o cliente possui, ou não, desvios posturais, assim como limitações funcionais que requeiram adaptações em relação aos exercícios a serem prescritos.

- *Princípio da adaptação*: estímulos oriundos dos exercícios provocam no organismo uma série de ações fisiológicas que alteram seu equilíbrio homeostático. Essas alterações irão gerar, inicialmente, adaptações agudas que se transformarão em adaptações crônicas (aumento da força, flexibilidade e resistência).

  As melhores respostas adaptativas são obtidas com, no mínimo, duas sessões semanais de treino, com duração de 20 a 60 minutos cada, dependendo do nível de condicionamento do indivíduo (ACSM, 2007).

- *Princípio da sobrecarga*: o princípio da sobrecarga defende a ideia do aumento progressivo da carga de trabalho, para a melhoria constante da aptidão física. No caso do Pilates, a sobrecarga pode ser aplicada por meio de:
  - alavancas corporais;
  - aparelhos e acessórios (*fitness circle*, *toning ball*, *thera-band*, *reformer*, *cadillac* etc.);
  - base de suporte.

O volume de treino também é uma importante variável a ser considerada durante a sessão de treino. O volume pode ser mensurado, por exemplo, pelo tempo dado em minutos ou horas, em relação à duração da sessão de treino.

Ainda sobre o princípio da sobrecarga, deve-se considerar o nível de condicionamento do cliente, que pode ser classificado em *iniciante, intermediário* ou *avançado*. Seguem algumas considerações que podem ser feitas em relação a esses níveis de condicionamento.

10.1.1 Iniciantes

Baixo nível de condicionamento físico, para o qual pequenos estímulos são suficientes para gerar processos adaptativos. A frequência semanal recomendada é de duas a três vezes na semana, com sessões de treino tendo duração de 20 a 60 minutos. Exercícios de estabilização dos músculos, que envolvem a região central do corpo (*powerhouse*), e flexibilidade são os mais indicados para esse nível de condicionamento; trabalhos iniciais de movimentação articular também podem ser utilizados (Quadro 10.1). Deve-se evitar ainda a utilização de sobrecarga excessiva para esses indivíduos.

Quadro 10.1 – O que são exercícios de movimentação articular inicial?

Os exercícios de movimentação (ou mobilidade) articular inicial envolvem movimentos básicos das principais articulações na execução dos exercícios dentro do Método Pilates. Eles servem para o trabalho de propriocepção e de preparação (podendo ser utilizados como parte do aquecimento na sessão de treino). A seguir, temos os cinco movimentos articulares básicos.

Trabalho de respiração (repetir de 3 a 5 vezes)

Posição inicial: sentado em cima dos ísquios, joelhos flexionados, manter a posição neutra.

Execução: inspirar e manter a posição, expirar inclinando o tronco à frente até encostar nos joelhos, começando pelo topo da cabeça. Manter a posição e inspirar. Expirar e retornar à posição inicial.

Imprint e posição neutra (repetir de 3 a 5 vezes)

Posição inicial: deitado em decúbito dorsal, com os braços paralelos ao corpo, manter a pelve e a coluna neutra.

Execução: inspirar e manter a posição, expirar contraindo os músculos abdominais, realizando um *imprint*.

Movimentação do quadril (repetir de 3 a 5 vezes)

Posição inicial: deitado em decúbito dorsal, manter a pelve e a coluna neutras com os joelhos levemente flexionados, posicionados para cima, e os pés afastados. Os braços mantêm-se paralelos ao corpo.

Execução: inspirar e girar lentamente, permitir que uma das pernas caia para o lado. Assim que ela estiver próximo ao chão, realizar a extensão do joelho e finalizar com a flexão plantar do tornozelo. Expirar e rotacionar medialmente o quadril, permitir que a perna volte para a linha média do tronco enquanto o joelho é flexionado e o pé é trazido em direção ao tronco.

Movimentação escapular

Posição inicial: deitado em decúbito dorsal, manter a pelve e coluna neutras com os ombros e os joelhos flexionados.

Execução: inspirar realizando a protação das escápulas. Expirar e retornar as escápulas à posição inicial. Inspirar e realizar a retração das escápulas. Expirar e retornar à posição inicial.

Mobilidade da cervical

Posição inicial: deitado em decúbito dorsal, com os braços paralelos ao corpo, manter a pelve e a coluna neutras.

Execução: inspirar e fazer um leve aceno com a cabeça, aproximando o queixo do peito. Expirar e retornar à posição inicial.

10.1.2 Intermediários

Os clientes intermediários já possuem determinada experiência em treinamento e podem se submeter a estímulos com maior sobrecarga, em relação a alavancas corporais, aparelhos e variações na base de suporte, para a execução dos exercícios. Neste nível, exercícios que estimulem os músculos da *powerhouse* devem ser mantidos, e a mobilidade, juntamente com a força, pode começar a ser aplicada. A frequência semanal recomendada é de três vezes na semana, com sessões de treino tendo duração entre 30 e 60 minutos.

10.1.3 Avançados

Os avançados já possuem ampla experiência em relação aos exercícios e às variações no Método Pilates. As adaptações aos estímulos dados, porém, são bastante pequenas e, ao atingir este nível, o indivíduo evolui muito pouco. A frequência semanal pode ser diária, e a sessão pode ter duração de 45 a 60 minutos. Para os avançados, a estabilização dos músculos do *core* já está bem-desenvolvida, assim como a flexibilidade e a mobilidade. A força deve continuar a ser estimulada por meio dos mais diversos incrementos de sobrecarga e variações dos exercícios.

10.2 Conceito de carga de treino aplicado ao Pilates

Outro aspecto a ser considerado em relação à periodização e à organização do Método Pilates diz respeito ao conceito de carga de treino. Abordam-se as principais variáveis desse conceito.

10.2.1 Estrutura da carga de treino (adaptado de Monteiro e Lopes, 2009)

- **Natureza**

A natureza da carga de treino engloba:
- (1) *Especificidade*: pode ser de caráter geral ou especial.
  - *Geral*: envolve exercícios básicos que visam à adaptação inicial do indivíduo em relação ao desenvolvimento global do cliente. Trabalham basicamente o fortalecimento dos músculos da *powerhouse*, tendo por intuito a estabilização dessa região, com pouca sobrecarga e baixo volume em relação ao número de exercícios, séries e repetições. Pode levar de dois a três meses de duração dentro do planejamento, dependendo da resposta do cliente.

- *Especial*: tem por intuito o desenvolvimento e aprimoramento das condições físicas do cliente. As cargas de caráter especial visam ao objetivo primário do cliente e devem ser aplicadas apenas após a fase geral. Exercícios de mobilidade, coordenação e grande solicitação da força são os mais indicados para esta fase, que pode durar de um a três meses.

- (2) *Potencial de treinamento*: quanto mais treinado for o indivíduo, menos treinável ele é. Ou seja, quando maior o potencial de treinamento, mais evolução há em relação às melhorias da aptidão física. O Gráfico 10.1 ilustra bem este conceito.

Gráfico 10.1 – Potencial de treinamento e adaptação

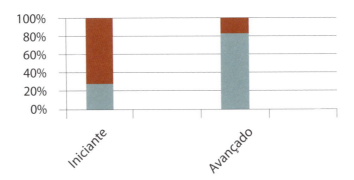

No caso do iniciante, percebe-se que há um grande potencial para a evolução (alto potencial de treinamento), enquanto para o avançado a evolução será lenta, uma vez que ele já possui boas adaptações em relação às cargas de treino (baixo potencial de treinamento).

Componentes

São partes dos componentes do treino:

- *Intensidade:* a intensidade pode ser mensurada por várias formas (frequência cardíaca, percentual de carga etc.), porém, para o Pilates, existem formas específicas para a análise da intensidade – o uso de alavancas corporais, a utilização de carga externa (com uso da *thera-band*, *fitness circle*, discos de rotação, plataformas instáveis, alavancas corporais, tipo ou quantidade de molas no caso do *reformer* ou *cadillac*). Além disso, a intensidade pode ser mensurada pelas escalas de percepção subjetivas de esforço. Na Figura 10.2, encontra-se um bom exemplo disso na escala de OMNI.

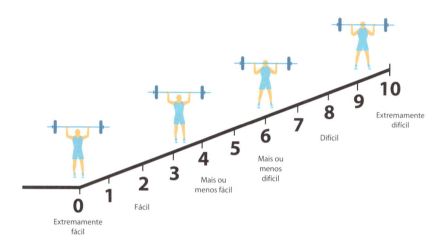

Figura 10.2 – Escala de OMNI.

- *Duração*: a duração é parte do volume de treino. Em uma mesma sessão de treino, podem ser trabalhados exercícios que visam mais à estabilização ou à força e à mobilidade. Nesse caso, cada um deles terá diferentes durações na sessão.
- *Volume*: o volume pode ser representado pelo número de movimentos, quilômetros percorridos, número de séries *versus* número de repetições *versus* carga levantada etc. No caso do Pilates, a melhor forma de calcular o volume é pelo tempo (dado em horas ou minutos).
- *Densidade*: a densidade pode ser entendida como o produto entre o estímulo e o tempo de recuperação entre esses estímulos. Para indivíduos iniciantes, utilizam-se, por exemplo, tempos de recuperação maiores que os aplicados a indivíduos avançados.

Os intervalos de recuperação podem, ainda, ser divididos em:

- *Rígidos*: são intervalos bastante curtos, com duração média de 30 a 45 segundos. Esse tipo de intervalo é mais bem aplicado em sessões com objetivo de estabilização e fortalecimento da *powerhouse*. Nele o volume deve predominar sobre a intensidade.

- *Parciais*: os intervalos parciais trabalham com tempos entre 1 e 2 minutos de recuperação. São utilizados em exercícios que envolvam mobilidade, força e equilíbrio. A utilização desse intervalo permite trabalhos de maior intensidade concomitante a um volume moderado.
- *Completos*: os intervalos completos giram em torno de 3 a 5 minutos de repouso, não sendo, dessa forma, muito bem aplicados ao Método Pilates. Esses intervalos, porém, são bastante utilizados no treinamento esportivo de alto rendimento, com o intuito de melhoria da força máxima e da velocidade.

Orientação

A orientação da carga pode ter dois direcionamentos:

- *Seletiva*: quando se tem por intuito um único objetivo na sessão de exercícios, por exemplo, trabalhar a estabilização.
- *Complexa*: quando se trabalha com mais de um objetivo na sessão, por exemplo, exercícios respiratórios, estabilização e força.

Para indivíduos iniciantes, no caso do Pilates, recomenda-se o trabalho de cargas seletivas visando, primeiramente, à respiração e, posteriormente, à estabilização, por meio do trabalho dos músculos da *powerhouse*.

10.3 Periodização

A periodização é uma forma eficaz de conseguir os resultados almejados em um planejamento lógico, individualizado e sistemático, nas variáveis anteriormente descritas e discutidas.

De forma geral, a planilha de treinamento é elaborada levando-se em consideração alguns aspectos básicos e indispensáveis para a prescrição e a aplicação do Método Pilates.

10.3.1 Aspectos básicos a serem considerados na elaboração do planejamento em longo prazo (periodização)

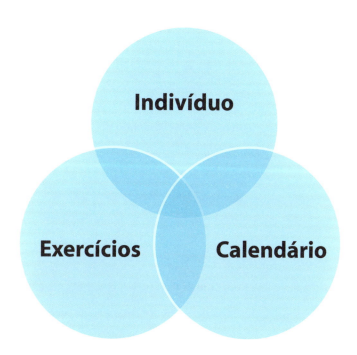

FIGURA 10.3 – Aspectos indispensáveis na periodização.

- **Indivíduo**

  - Qual o nível de condicionamento inicial de nosso aluno/cliente?
  - Qual(is) o(s) objetivo(s) do nosso aluno/cliente?
  - Ao realizar a análise postural, existem possíveis desvios apresentados pelo aluno/cliente em razão do trabalho ou das atividades do dia a dia?
  - Quais os hábitos de vida do aluno/cliente?

São perguntas que devem ser feitas antes de começar a elaboração do planejamento. Por elas, pode-se conhecer um pouco mais o indivíduo com quem se vai trabalhar.

Exercícios

O Método Pilates possui uma variedade de exercícios a serem aplicados de acordo com as necessidades de cada um. Com base neste conceito, deve-se pensar:

- Quais são os grupamentos musculares que devem ser fortalecidos e/ou alongados e quais os exercícios mais indicados para isso?
- Quais exercícios são mais indicados para o trabalho de fortalecimento e estabilização dos músculos que compõe a *powerhouse*, força ou mobilidade?

Calendário

A análise do calendário deve levar em conta quais meses o seu cliente/aluno treinará. Devem-se levar em consideração o período de férias e as possíveis emendas de feriado durante o ano. Muitas vezes, pode-se organizar um planejamento simples e curto (três meses) ou mais longo e complexo (10 a 12 meses). Pode-se, também, elaborar um modelo de planejamento com objetivos específicos – por exemplo, treinar um atleta para o qual os exercícios do Pilates aprimorarão a *performance* (Quadro 10.1) – e, para isso, precisa-se organizar a periodização pela competição, que acontecerá em data específica.

10.3.2 Aplicabilidade do método Pilates para melhoria da *performance* em atleta

Os componentes que envolvem a periodização são:

Macrociclo

É o maior componente do planejamento em longo prazo, tendo relação direta com o calendário. Deve ser elaborado levando-se em consideração os meses do ano que o compõe. A seguir, há um exemplo ilustrativo do conceito (Figura 10.4).

	MACROCICLO 1						MACROCICLO 2				
Jan.	Fev.	Mar.	Abr.	Maio	Jun.	Jul.	Ago.	Set.	Out.	Nov.	Dez.
X	OK	OK	OK	OK	OK	X	OK	OK	OK	OK	OK

FIGURA 10.4 – Elaboração do macrociclo.

Nesse exemplo, consideram-se os meses de janeiro e julho (férias escolares) como meses "ociosos", sem treino; nos demais, nosso aluno/cliente praticará o Método. Pode-se observar, também, que o calendário foi dividido em macrociclo 1 (primeiro semestre) e macrociclo 2 (segundo semestre). Essa forma de organização permite elaborar com maior precisão nosso planejamento em longo prazo, uma vez que são respeitados os possíveis intervalos de descanso de nossos alunos/clientes.

▪ Mesociclos

Os mesociclos compõem os meses de treinamento. No exemplo da Figura 10.4, há dois macrociclos (macrociclos 1 e 2) com cinco mesociclos cada (fevereiro, março, abril, maio e junho no macrociclo 1; e agosto, setembro, outubro e novembro no macrociclo 2). Os mesociclos são compostos, por sua vez, pelos microciclos.

▪ Microciclos

Os microciclos são as semanas de treinamento. Cada mesociclo é composto por quatro microciclos (ou quatro semanas). Tome-se como exemplo, novamente, a Figura 10.4: no macrociclo 1 há cinco mesociclos que são constituídos, por sua vez, por vinte microciclos (quatro semanas por um mês ou por mesociclo).

• Sessões de treinamento

As sessões de treino são as menores unidades dentro do macrociclo. Se nosso cliente for treinar duas vezes (duas sessões de treino) por semana (ou por microciclo), dentro de nosso exemplo na Figura 10.4, haverá, ao todo, quarenta sessões de treino em nosso macrociclo. A Figura 10.5 ilustra, de forma clara, todas as variáveis do macrociclo.

Fev.				Mar.				Abr.				Maio				Jun.			
1	2	3	4	5	6	7	8	9	10	11	12	13	14	15	16	17	18	19	20

FIGURA 10.5 – Macrociclo.

10.3.3 Componentes do macrociclo

Após observar as principais variáveis do macrociclo, deve-se pensar em organizar e estruturar seus principais componentes. Dessa forma, pode-se organizar o macrociclo em *períodos*, *fases* e *mesociclos*.

• Períodos

Os períodos do macrociclo podem ser divididos em *preparatório* e *transitório* (no caso da prescrição do Pilates, com o objetivo de melhorar a qualidade de vida e saúde) ou *preparatório*, *competitivo* e *transitório* (no caso do esporte de alto rendimento).

- *Período preparatório*: durante o período preparatório, o objetivo é o trabalho, como o próprio nome já diz, de preparação dos sistemas de nosso aluno/cliente. Isso quer dizer que os exercícios, meios e métodos aplicados devem ter, inicialmente, uma visão de desenvolvimento geral para, aos poucos, ir evoluindo para o desenvolvimento específico nos objetivos do nosso aluno/cliente. No caso do Método Pilates, exercícios de fortalecimento da região central do corpo (com pouca mobilidade) e que trabalhem a flexibilidade devem ser colocados anteriormente a exercícios que trabalhem a força de forma dinâmica com maiores níveis de dificuldade (que devem vir na fase específica do planejamento).

- *Período competitivo*: no período competitivo (que deve ser aplicado apenas no caso do esporte de alto rendimento), o objetivo é a manutenção dos ganhos obtidos durante o período preparatório. Nesse momento do planejamento, as cargas de treino têm seu volume reduzido, pois os momentos competitivos exigem o máximo do organismo do atleta.

- *Período transitório*: o período transitório representa a passagem de um macrociclo para outro. As cargas aplicadas voltam a ter caráter geral, com exercícios de pouca dificuldade e/ou sobrecarga.

• Fases

As fases são parte dos períodos e podem ser divididas em *básica*, *específica*, *competitiva* e de *transição*.

- *Fase básica*: na fase básica são trabalhados os exercícios de adaptação. No caso do Pilates, recomenda-se o trabalho de respiração e estabilização (para que o aluno/cliente ganhe propriocepção em relação ao acionamento e ao recrutamento dos músculos que formam a *powerhouse*) com pequena mobilidade (na região cervical, lombar e torácica, da cintura escapular e da articulação do quadril), sendo todos realizados, de preferência, no solo. Exercícios que estimulem a flexibilidade também são recomendados, uma vez que indivíduos com baixos níveis nessa capacidade podem ter dificuldades em realizar até mesmo os exercícios mais básicos. No caso do alto rendimento, os objetivos seriam a melhoria do rendimento (ver exemplo no Quadro 10.2).

Quadro 10.2 – Exemplos de exercícios no solo que podem ser trabalhados para melhoria da propriocepção e acionamento dos músculos que formam a *powerhouse*

preparação do abdômen;	torção da coluna;
preparação do abdomên com meio rolamento para trás;	alongamento da duas pernas;
meio rolamento para trás;	oblíquos;
preparação mergulho do cisne iniciante;	chute lateral;
mergulho do cisne intermediário;	extensão de uma perna.

- *Fase específica*: na fase específica, a palavra-chave seria desenvolvimento e/ou aprimoramento do que foi iniciado na fase básica. Exercícios de força com maiores componentes dinâmicos já podem ser aplicados, assim como movimentos que requeiram maior coordenação e equilíbrio. Nesta fase trabalhamos em cima dos objetivos de nosso aluno/cliente (quando o objetivo for qualidade de vida) ou nas necessidades de nossa modalidade esportiva (no caso do alto rendimento). No Quadro 10.3 encontram-se alguns exemplos de exercícios, voltados para a qualidade de vida, que seriam mais bem aplicados nesta fase. Já no caso de alto rendimento, a aplicabilidade do Método precisa levar em consideração a possível transferência em relação a melhorias específicas do desempenho. Caso isso não seja possível, não se recomenda aplicação do Pilates desta fase em diante.

Quadro 10.3 – Exemplos de exercícios que podem ser trabalhados para força dinâmica de maior exigência motora

No solo	No *reformer*	No *cadillac*
Todos os citados anteriormente além de: - alongamento lento com as duas pernas; - ponte com os ombros; - puxada pelo pescoço; - canivete; - série desafio; - inclinação lateral; - flexão de braço.	- cem; - inclinar e alongar; - rolamento da coluna curto; - sapo; - remada costas; - remada frontal; - saudação; - segunda posição; - oferenda; - puxando as alças com os pés; - abertura de joelhos; - descendo redondo caixa curta; - rotação interna e externa; - abdução de braço; - bíceps.	- puxada pelo pescoço; - rolamento para baixo com extensão da coluna; - inclinação lateral; - avião; - tríceps inclinado; - sequência sentada; - série desafio; - empurrando com os pés; - remada costas; - oferenda; - bíceps; - borboleta.

- *Fase competitiva*: a fase competitiva deve ser inserida no macrociclo apenas no caso do alto rendimento. Além disso, grande parte dos exercícios (senão todos) do Método Pilates não apresenta transferência para o gesto esportivo. Dessa forma, a aplicação deve ser feita de forma criteriosa. Como a aplicação dos exercícios nesta fase é bastante diversificada, optou-se em deixar por conta do leitor qual(ais) exercício(s) deve(m) ser aplicado(s).
- *Fase de transição*: a fase de transição, por sua vez, é caracterizada por exercícios gerais com baixo volume e intensidade. A aplicação de exercícios lúdicos também é bem-vinda.

▪ Mesociclos

Assim como citado anteriormente, os mesociclos correspondem aos meses de treino. Porém, na estrutura em relação aos componentes do macrociclo, cada mesociclo tem sua característica em relação à classificação. Os mesociclos podem ser classificados em:

- *Mesociclo introdutório*: adaptação e cargas gerais visando ao desenvolvimento global do aluno/cliente ou atleta. É o primeiro mesociclo dentro do macrociclo, fazendo parte da *fase básica* e utilizando exercícios de baixa complexidade com ênfase no fortalecimento dos músculos da *powerhouse* e respiração, além de mobilidade articular inicial.
- *Mesociclo de desenvolvimento*: melhorias progressivas das cargas de treino em relação a volume e intensidade. Este mesociclo representa o final da *fase básica* e o início da *fase específica* no período preparatório, podendo, dessa forma, ser aplicado em ambas as fases. Aqui, os exercícios podem ter maior nível de complexidade em relação à execução.
- *Mesociclo competitivo*: aplicado apenas a atletas de alto nível. As cargas e os exercícios utilizados devem ter grande transferência para a realidade competitiva. O mesociclo competitivo faz parte do período competitivo.
- *Mesociclo estabilizador*: aplicado no período de transição na *fase de manutenção*. Utiliza cargas baixas e exercícios de baixa complexidade.

Na Figura 10.6 encontram-se todos os componentes do macrociclo de forma esquemática.

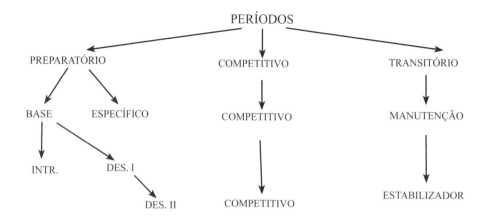

Figura 10.6 – Componentes do macrociclo (INTR. = introdutório; DES. I = desenvolvimento 1; DES. II = desenvolvimento 2).

▪ Microciclos

Os microciclos também podem ser classificados de acordo com as cargas de treino. De forma geral, existem cinco tipos de classificação dos microciclos em relação ao conteúdo das cargas de treino.

- *Microciclo de choque*: cargas que vão de 80% a 100% da capacidade de nosso cliente/aluno ou atleta. A aplicação dos microciclos de choque deve ser utilizada apenas para atletas, pois estressa, ao máximo, o organismo. Exercícios de altíssima complexidade e com bastante sobrecarga externa podem ser aplicados nesse caso. Muitas vezes, com intuito da melhoria na qualidade de vida, indivíduos não têm condições de suportar cargas dessa magnitude.
- *Microciclo ordinário*: cargas que envolvem exercícios de alta complexidade com volume e intensidade de moderada a alta, que trabalhem o componente dinâmico da força. Neste tipo de microciclo, as sobrecargas externas (como as já discutidas anteriormente) podem ser aplicadas. Essa carga pode ser aplicada tanto para indivíduos interessados em qualidade de vida como para atletas.
- *Microciclo estabilizador*: cargas que envolvam exercícios de baixa complexidade com maior componente na força estática (para fortalecimento dos músculos da *powerhouse*) e com bastante ênfase na respiração e na movimentação articular inicial (coluna, cintura escapular e quadris). No caso de atletas, essas cargas visam à manutenção dos ganhos obtidos pela aplicação das cargas de choque e ordinárias.

- *Microciclo recuperativo*: aplicado logo após a carga de choque, sendo recomendado apenas para atletas. Envolvem exercícios de baixíssima complexidade, volume e intensidades.
- *Microciclo de controle*: em que são feitas as avaliações posturais e das capacidades físicas.

10.4 Ordem de importância das capacidades físicas e variáveis de importância

A ordem de importância das capacidades físicas e variáveis de importância é a última variável a ser considerada em relação aos componentes do macrociclo. Ela envolve a importância (em relação à duração) do trabalho aplicado às capacidades físicas. Quando se fala em adequação desse conceito ao Método Pilates, algumas adaptações devem ser feitas.

Nesse caso, quando se fala em ordem de importância aplicado ao Pilates, devem-se utilizar termos diferentes. Por exemplo, além do trabalho de flexibilidade, pode-se estimular a respiração e a mobilidade (o que, necessariamente, não pode ser considerado como capacidades físicas, mas que deve fazer parte da organização estrutural do macrociclo, por ser variável de importância), enquanto o trabalho de força pode ser utilizado de forma estática (na forma de estabilização para fortalecimento dos músculos da *powerhouse*) ou dinâmica (exercícios de maior complexidade como movimentação dos segmentos corporais). Assim, pode-se dividir a importância de trabalho da seguinte forma:

* * *Capacidade ou variável muito importante.

* * Capacidade ou variável importante.

* Capacidade ou variável pouco importante.

A seguir, encontra-se o Quadro 10.4, que ilustra todos componentes do macrociclo de acordo com o discutido nos conceitos citados.

Quadro 10.4 – Exemplo de macrociclo para qualidade de vida e saúde

Meses	Março				Abril				Maio				Junho			
Períodos	Preparatório												Transitório			
Fases	Básica								Específica				Manutenção			
Mesociclo	Introdutório				Desenv. I				Desenv. II				Estabilizador			
Semanas	1	2	3	4	5	6	7	8	9	10	11	12	13	14	15	16
Microciclos planejados	C	E	E	E	O	O	O	E	O	O	O	E	C	E	E	E
Microciclos realizados																
Força dinâmica	*				**				***				*			
Força estática / estabilização	***				**				**				**			
Flexibilidade	**				**				**				**			
Mobilidade	***				**				**				*			
Respiração	***				**				**				**			

C = controle; E = estabilizador; O = ordinário.

Após a discussão desses conceitos, o macrociclo pode ser elaborado com todos os componentes que lhe cabem com o intuito de potencializar, ao máximo, os resultados do aluno/cliente ou atleta. Vale lembrar que adaptações são sempre permitidas, desde que estejam sempre fundamentadas e baseadas no bom senso.

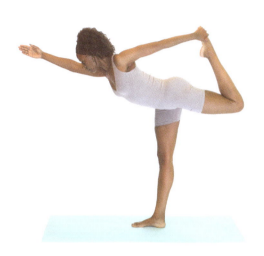

Prescrição de exercícios para indivíduos iniciantes, intermediários e avançados

11

Adriana de Oliveira Gagliardi
Roberta Alexandra Gonçalves de Toledo

11.1 Prescrição de exercícios para indivíduos iniciantes

Segundo as recomendações do American College of Sports Medicine ACSM (2007), pode-se classificar como iniciante o aluno que nunca tenha tido nenhuma experiência com o Método ou, ainda, aquele indivíduo que esteja inativo há alguns anos.

O aluno iniciante é extremamente sensível às adaptações ocasionadas pelo exercício. Calcula-se que, nesse tipo de população, as melhoras das capacidades físicas cheguem até a 40% num período de, no mínimo, quatro semanas (Kraemer et al., 2002; Evangelista, 2009).

Exercícios que desenvolvam a estabilização devem ser o objetivo primário durante a prescrição do treinamento. Porém, isso não significa que trabalhos de coordenação e força sejam dispensáveis nessa fase. Lembre-se que o bom senso sempre deve vir em primeiro lugar.

A seguir, alguns exemplos de exercícios e recomendações na prescrição para indivíduos destreinados.

- *Duração de aula sugerida*: sessões de 45 a 60 minutos.
- *Frequência*: duas a três vezes na semana.

- *Objetivo da aula*: ênfase em exercícios de estabilização.
- *Número de repetições por exercício*: de 3 a 8.
- *Exercícios sugeridos*:
  - percebendo a respiração (tridimensional);

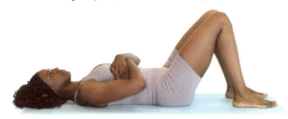
11.1

  - dissociação de quadril;

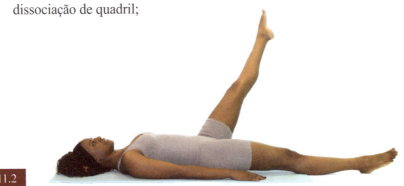
11.2

  - retração e protração;

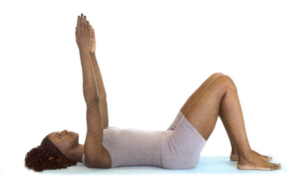
11.3

  - preparação para o cem;

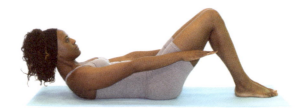
11.4

- círculo com uma perna;

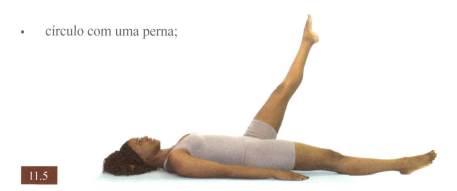

11.5

- ponte sobre o ombro;

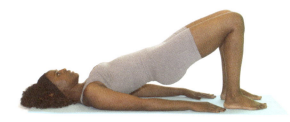

11.6

- meio rolamento para trás;

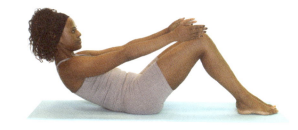

11.7

- alongamento de uma perna;

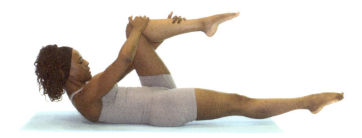

11.8

- preparação para o cisne;

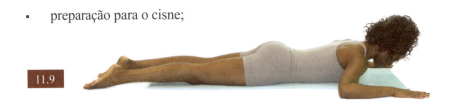

- quadrúpede (gato, dissociação);

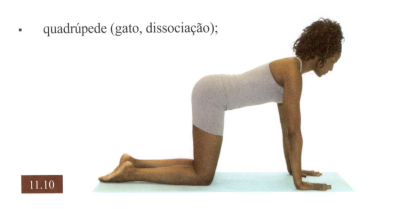

- rolamento para cima.

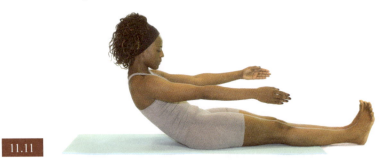

11.2 Prescrição de exercícios para indivíduos intermediários

Alunos intermediários são aqueles que já possuem, pelo menos, seis meses de experiência de treinamento regular no método. As adaptações ainda são evidentes, e alunos nesta etapa podem evoluir até 20% em um período de até dois anos (Kraemer et al., 2002; ACSM, 2007; Evangelista, 2009).

Indivíduos intermediários já estão aptos a realizar exercícios de estabilização e mobilização com certa facilidade. Recomenda-se, também, o começo da preparação para o trabalho de força.

A seguir, alguns exemplos de exercícios e recomendações na prescrição de treino para indivíduos de nível intermediário:

- *Duração de aula sugerida*: sessões de 45 a 60 minutos.
- *Frequência*: duas a três vezes na semana.
- *Objetivo da aula*: ênfase em exercícios de estabilização e mobilização.
- *Número de repetições por exercício*: de 5 a 10.

- *Exercícios sugeridos*:

  - trabalho de respiração;

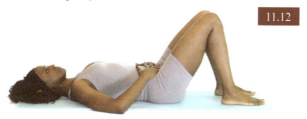

  - mobilização da escápula;

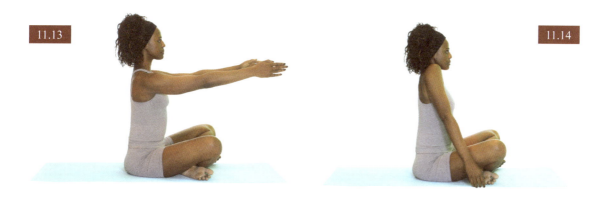

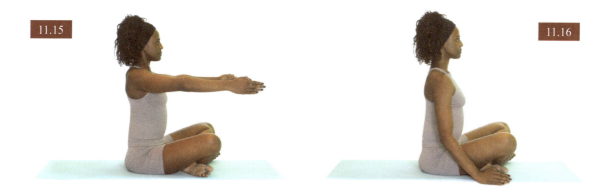

- soltando o quadril (retro e anteversão de quadril);

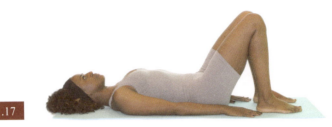
11.17

- ponte sobre os ombros (com trabalho das pernas);

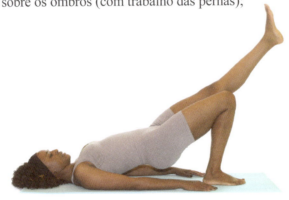
11.18

- meio rolamento para cima;

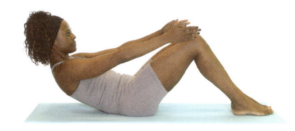
11.19

- chute lateral (com as variações das pernas);

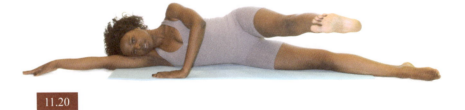
11.20

- rolando como uma bola;

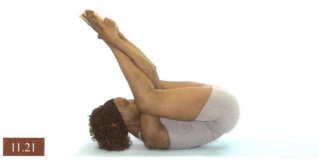

11.21

- alongamento de uma perna;

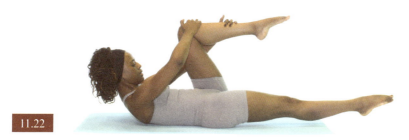

11.22

- nadando;

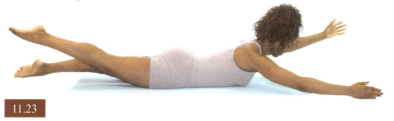

11.23

- quadrúpede;

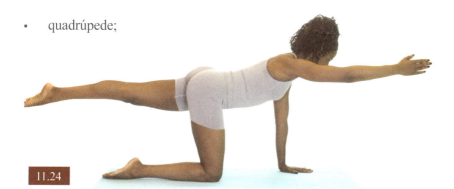

11.24

- "V" invertido;

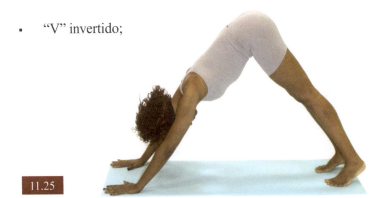

11.25

- elevação posterior da perna;

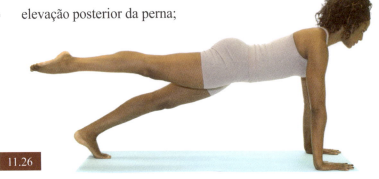

11.26

- rolamento para cima;

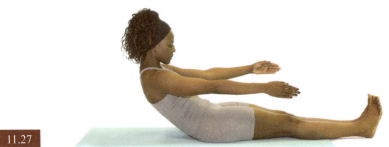

11.27

- trabalho de equilíbrio (*airplane*).

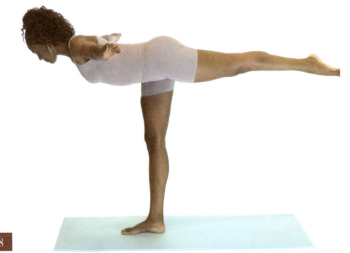

11.28

11.3 Prescrição de exercícios para indivíduos avançados

Indivíduos avançados são aqueles com anos de prática no Pilates e que já tenham executado a maior parte, senão todos, dos exercícios disponíveis no Método. Nesta fase, a elaboração das sessões deve ser feita de forma periodizada com alteração frequente dos exercícios e acessórios.

Vale lembrar que, para indivíduos treinados, as adaptações são muito pequenas e que melhoras, em termos das capacidades físicas, não superam os 16% num período de até dois anos de treino (Kraemer et al., 2002; ACSM, 2007; Evangelista, 2009). Neste nível de condicionamento, os alunos já estão aptos a realizar exercícios de estabilização, mobilidade e força.

Aconselha-se, entretanto, muito cuidado com as adaptações dos exercícios utilizados. O volume e a intensidade devem ser criteriosamente manipulados para evitar lesões oriundas do excesso de repetições ou exercícios (ACSM, 2007).

A seguir, alguns exemplos de exercícios e recomendações na prescrição de treino para indivíduos de nível avançado:

- *Duração de aula sugerida*: sessões de 45 a 60 minutos.
- *Frequência*: três vezes na semana.
- *Objetivo da aula*: ênfase em exercícios de estabilização, mobilização e força.
- *Número de repetições por exercício*: de 5 a 10.
- *Exercícios sugeridos*:
    - trabalho de respiração (em pé);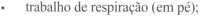

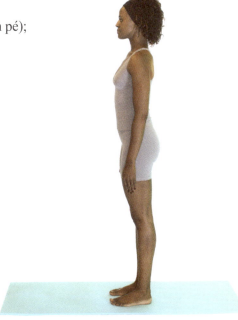

11.29

- Pilates em pé;

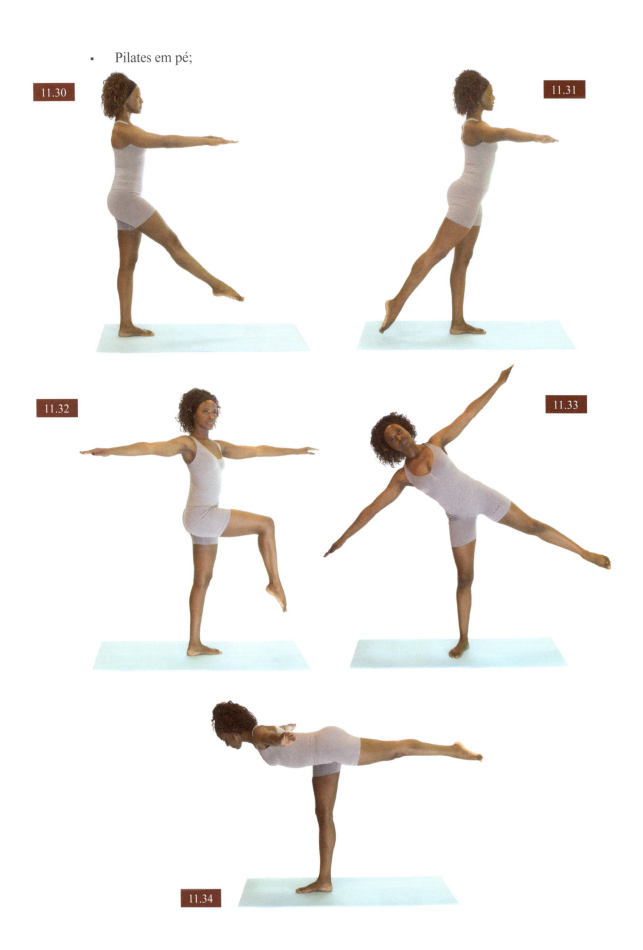

- flexão de cotovelo;

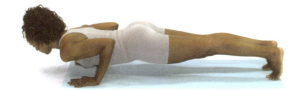

11.35

- quadrúpede;

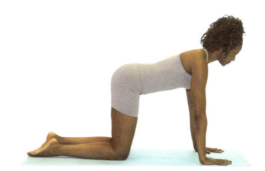

11.36

- nadando;

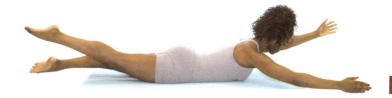

11.37

- chute lateral ajoelhado;

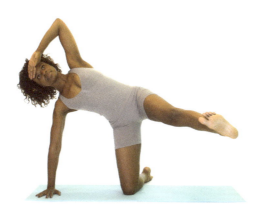

11.38

- elevação da perna;

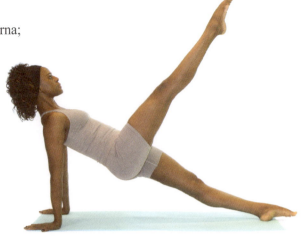

11.39

- rolando para cima;

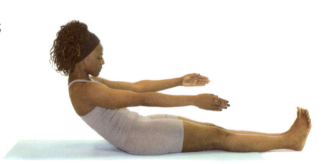

11.40

- rolando por cima;

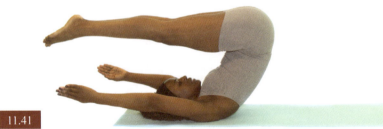

11.41

- alongamento das duas pernas;

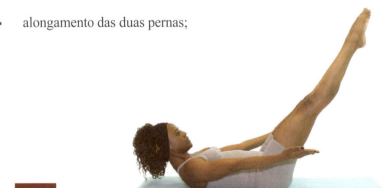

11.42

- ponte sobre os ombros;

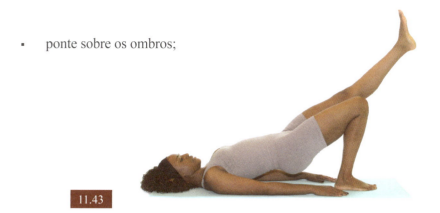

11.43

- cem.

11.44

Quadro 11.1 – Repetições por Joe Pilates

Nome do exercício	Número de repetições
O cem (*the hundred*)	100
Rolando para cima (*the roll-up*)	3
Rolando por cima (*the rollover*)	5 e 5 (total: 10)
O círculo com uma perna (*the one leg circle*)	5 para cada perna
Rolando para trás (*rolling back*)	6
O alongamento de uma perna (*the one leg stretch*)	5 para cada perna e até 12 para cada perna
O alongamento das duas pernas (*the double leg stretch*)	6 e, no máximo, 12
O alongamento da coluna (*the spine stretch*)	3

Continua

Continuação

Nome do exercício	Número de repetições
O balanço com as pernas afastadas (*rocker with open legs*)	6 para frente e para trás
O saca rolhas (*the corkscrew*)	3 para cada lado
O serrote (*the saw*)	3 para cada lado
O mergulho do cisne (*the swan dive*)	6
O chute com uma perna (*the one leg kick*)	6 para cada perna
Chute com duas pernas (*the double leg kick*)	5
Puxando pelo pescoço (*the neck pull*)	3
A tesoura (*the scissors*)	6
A bicicleta (*the bicycle*)	5 para cada perna
A ponte sobre os ombros (*the shoulder bridge*)	3 para cada perna
A torção da coluna (*the spine twist*)	3 para cada lado
O canivete (*the jack knife*)	3
O desafio (*the teaser*)	3
A torção do quadril com braços estendidos (*the hip twist with stretched arms*)	3 para cada lado
Nadando (*swimming*)	10 iniciando por cada braço, total: 20
A elevação posterior da perna (*the leg pull front*)	3 para cada perna
A elevação da perna (*the leg pull*)	3 para cada perna
O chute lateral ajoelhado (*the side kick kneeling*)	4 para cada perna
A inclinação lateral (*the side bend*)	3 para cada lado
O bumerangue (*the boomerang*)	6 para cada perna
A foca (*the seal*)	6
O caranguejo (*the crab*)	6
O balanço (*the rocking*)	5
O controle do equilíbrio (*the control balance*)	6 para cada perna
A flexão de cotovelo (*the push-up*)	3

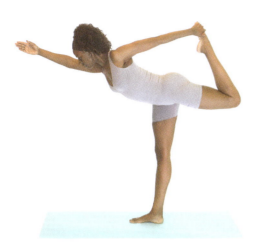

Grupos especiais e o método Pilates 12

Milena Carrijo Dutra

Quando se trata da escolha ideal da atividade para alguns grupos especiais, é necessário traçar os objetivos, o perfil da idade, o rendimento motor, a capacidade respiratória etc. Entre as diferentes formas de atividades físicas, o Método Pilates pode ser direcionado a pessoas com determinadas particularidades. O trabalho respiratório, a estabilidade de tronco, a coordenação e o equilíbrio fazem do Pilates uma técnica completa e com potencial para cumprir seu propósito.

A atividade física adaptada não é somente um termo para descrever a abordagem de uma equipe mutidisciplinar, mas objetiva permitir a cada indivíduo mostrar o seu melhor e promover o seu espaço no mundo. Não importa a raça, o sexo, a idade ou a patologia, a atividade física de escolha sempre será uma grande aliada para melhorar a qualidade de vida em geral. E o Pilates é um grande contribuinte para essas condições.

12.1 Fibromialgia

A Fibromialgia é uma síndrome dolorosa de causa desconhecida, caracterizada por dores musculares difusas, pontos dolorosos específicos à palpação (*tender points*) localizados na junção miotendínea – entre o músculo e o tendão (Ribeiro Fusco, 2005 apud Monteiro, 2010).

Para Teixeira (2008), a dor generalizada deve estar presente por, pelo menos, três meses e deve ser do lado esquerdo e/ou direito do corpo, abaixo e/ou acima da cintura, por todo o trajeto axial (coluna cervical ou parte anterior do peito ou coluna torácica ou coluna lombar), com onze dos dezoito pontos sensíveis ativos. As localizações são todas bilaterais e situam-se:

- nas inserções musculares suboccipitais (localizada perto do *rectus capitis posterior minor*);
- nos aspectos anteriores dos espaços intertransversos entre C5 e C7;
- no ponto médio da borda superior do músculo trapézio superior;
- nas origens do músculo supraespinhal, sobre a espinha escapular;
- na segunda junção costocondral, na superfície superior, ligeiramente ao lado das junções;
- dois centímetros afastados distalmente dos epicôndilos laterais dos cotovelos;
- nos quadrantes superiores externos das nádegas, na prega anterior do glúteo médio;
- posterior à proeminência do grande trocanter (inserção do piriforme);
- no aspecto médio dos joelhos, no coxim gorduroso próximo à linha articular.

Segundo Martinez (1997), a fibromialgia pode apresentar-se isoladamente ou associada a outras patologias, doenças reumatológicas, como hipotireoidismo, lúpus eritematoso sistêmico, artrite reumatoide. Frequente está relacionada a distúrbios do sono, insônia, fadiga, cefaleia crônica, distúrbios psíquicos, ansiedade, mau humor e alterações gastrointestinais funcionais; e é pela associação entre tais fatores que a fibromialgia é considerada uma síndrome, sendo denominada síndrome da fibromialgia (SFM) (Konrad, 2005 apud Oliveira, 2009).

A dor decorrente dessa patologia pode desestruturar a vida de uma pessoa em vários aspectos: físico, social e psicológico. Pessoas que sofrem desse mal passam constantemente por instabilidades emocionais, sofrendo desde uma simples irritabilidade até estados de depressão profunda. Isso acaba interferindo na qualidade de vida, uma vez que prejudica o rendimento no trabalho, no dia a dia domiciliar e também provoca problemas familiares.

12.1.1 Prevalência

Essa doença atinge principalmente as mulheres entre 30 e 60 anos. Estima-se que elas representam aproximadamente 90% dos casos (Pranto e Rogato, 2006).

Algumas formas de fibromialgia têm sido descritas na infância e até em indivíduos com mais de 70 anos. O pico de incidência etária na ocasião do diagnóstico se situa entre 40 e 50 anos. A média de idade do início dos sintomas varia entre 29 e 37 anos, com média de 9,3 anos entre o início dos sintomas e o diagnóstico. No estudo realizado por Marques et al. (2002), a idade média foi de 49 anos, 89% dos pacientes eram do sexo feminino, 93% caucasianos, 5% hispânicos e 1% negros. Os níveis socioeconômico e educacional dessas pessoas se mostraram, em geral, mais altos quando comparados à população norte-americana geral.

No Brasil, ainda não existe um levantamento oficial, mas estima-se que, pelo menos, 5% da população seja portadora dessa síndrome (Castro, 2000 apud Prando e Rogatto, 2006).

12.1.2 Etiologia e fisiopatologia

A SFM, embora muito bem caracterizada clinicamente, ainda não tem sua etiologia e fisiopatologia bem definidas, não obstante a certeza de que essa síndrome dolorosa crônica é bastante antiga. Porém, da mesma forma como as outras síndromes, a etiologia deve ser multifatorial, podendo estar associada a outras patologias reumatológicas (Nery, 1999 apud Bastos e Oliveira, 2003).

A SFM apresenta em sua patogenia alterações nos sistemas musculoesquelético, neuroendócrino e sistema nervoso central. Como a dor muscular é o primeiro sintoma, pensa-se no sistema musculoesquelético como causa primária da síndrome (Arice e Estafani, 2002 apud Bastos e Oliveira, 2003). Estudos realizados por meio da espectroscopia (uma técnica não invasiva, sem alterações dos metabólitos) demonstraram que os pacientes com essa síndrome, quando comparados aos indivíduos-controle, apresentaram níveis mais reduzidos de fosfocreatina a adenosina trifosfato, além de níveis mais altos de adenosina difosfato; ambos indicam um estado bioenergético anormal.

Segundo Caillet (2000 apud Bastos e Oliveira, 2003), o microtrauma muscular pode ser a causa de dor musculoesquelética, rigidez e fadiga muscular. Além disso, existe atrofia de fibras musculares tipo II, fibras reticulares, edema e uma alta concentração de receptores de dor no ponto de união músculo-tendão.

Bastos e Oliveira (2003) indicam outra alteração sistêmica no paciente fibromiálgico, situada no sistema endócrino. O distúrbio funcional nesse sistema é caracterizado por uma perturbação de resposta ao estresse, causada por modificação dos padrões de liberação de corticotropina, tireotropina e hormônio do crescimento; tais alterações contribuiriam para afetar os sintomas fibromiálgicos. O hormônio reduzido na fibromialgia produz, como consequência, uma baixa reparação tecidual muscular ao microtrauma e um aumento na transmissão nociceptiva das fibras nervosas periféricas aos neurônios do cordão dorsal da medula espinhal.

Para Pollack (1999), a teoria mais aceita para explicar a fibromialgia é uma disfunção no sistema nervoso central (SNC) que causa alterações nos mecanismos que modulam a dor, levando o indivíduo a apresentar uma diminuição dos níveis de serotonina (neurotransmissor do sistema descendente inibitório) e um aumento dos níveis de substância P (substância neuroexcitatória envolvida na condição da dor) no SNC.

Acredita-se que muitos neurotransmissores químicos são responsáveis pela transmissão da dor e de outros sintomas da SFM através do SNC. A substância P atua na transmissão da dor, enquanto a serotonina, a norepinefrina, a dopamina e outros transmissores químicos atuam inibindo a redução ou a modulação dos efeitos dos impulsos nociceptivos provenientes do SNC.

Estudos comprovaram que pacientes com SFM possuem três vezes o nível normal de substância P (medidor químico que inicia o processo de dor) no fluido espinhal. Níveis normais da substância P sozinha tendem a ampliar o sinal de dor, de forma que o cérebro perceba muita dor (Bates e Hanson apud Bastos e Oliveira, 2003).

A deficiência da serotonina contribui para anomalias do sono, depressão e aumento da dor, que influenciam na liberação de substância P. Diminuição dos níveis de triptofano (precursor de serotonina e neuromodulador) e de outros aminoácidos, e aumento da concentração de substância P, endorfinas e ácido 5-hidroxindolacético foram encontrados no sangue de líquor de indivíduos com SFM (Helfenstein et al., 2006 apud Monteiro, 2010).

12.1.3 Diagnóstico

Ainda não existe nenhum exame específico que diagnostique a SFM. O único critério é a avaliação do quadro clínico do indivíduo pela anamnese. Segundo critérios de 1990 do Colégio Americano de Reumatologia (ACR), a SFM pode ser diagnosticada por uma história da moléstia atual e pregressa de dor, enfatizando essa dor generalizada à sua queixa principal (ACR, 1999). Os pontos descritos anteriormente devem ser avaliados pelo digitopressão de 4 k bilateralmente.

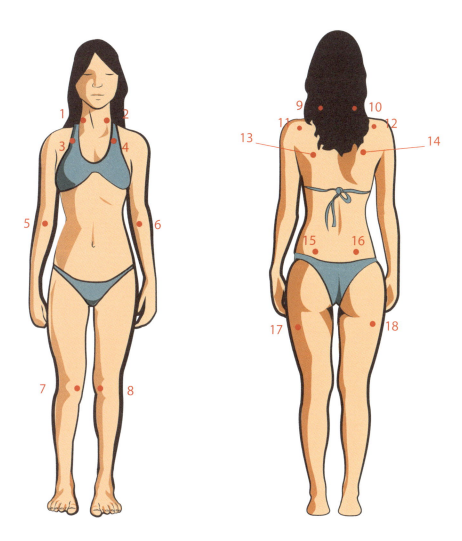

Os pontos dolorosos correspondem a inserções miotendíneas nos ossos

- 1 e 2: esternocleidomastoideo;
- 3 e 4: segunda junção condrocostal (na superfície das costelas anteriores);
- 5 e 6: epicôndilos laterais dos cotovelos (2 cm distalmente dos epicôndilos);
- 7 e 8: interlinhas mediais dos joelhos (no coxim gorduroso medial);
- 9 e 10: occipitais (inserção dos músculos suboccipitais) e paravertebrais cervicais (entre os processos transversos de C5 a C7);
- 11 e 12: borda superior do trapézio (ponto médio);
- 13 e 14: supraespinais (em sua origem sobre as escápulas, na borda medial);
- 15 e 16: glúteos médios (no quadrante superior externo);
- 17 e 18: trocanteres maiores dos fêmures (posteriormente às proeminências).

Figura 12.1 – Em número de 18 no total, se a pessoa tiver 11 pontos com dor, dos 18 ativos, indica fibromialgia.

Fonte: adaptado de Lima e Carvalho, 2008.

12.1.4 Tratamento

Segundo Bastos e Oliveira (2003), a SFM requer um tratamento multiprofissional, envolvendo médicos, fisioterapeutas, educadores físicos e psicólogos. Para Teixeira (2008), o trabalho de uma equipe multidisciplinar é necessário para amenizar os sintomas, em razão das características clínicas e dos impactos sociais e familiares decorrentes da doença.

O tratamento baseia-se na associação de terapias, medicamentosas e psicológicas, e de reabilitação física.

Marques (2002), por sua vez, descreve a prática do exercício físico como aliada, pois apresenta um efeito analgésico e funciona como um antidepressivo, além de proporcionar uma sensação de bem-estar global e de autocontrole. A utilização das modalidades físicas no tratamento da SFM é investigada há alguns anos e seu benefício se mostra consistente na redução do estresse, da depressão, da ansiedade e, sobretudo, das sensações dolorosas.

De acordo com Monteiro (2010), a prática regular de diferentes tipos de exercícios físicos tem sido uma forma complementar de tornar mais eficiente o tratamento da SFM, já que, em decorrência de sua ampla sintomatologia e cronicidade, as formas tradicionais de tratamento não estão obtendo o sucesso esperado no controle da doença.

O exercício físico se coloca como um elemento imprescindível na reabilitação do enfermo, pois, por meio dele, é possível provocar mudanças metabólicas importantes para reduzir a sintomatologia e incrementar a função muscular e cardiovascular dos indivíduos portadores. Os déficits na força muscular e no condicionamento aeróbio, tão comuns na SFM, impactam na qualidade de vida do doente, atingindo, inclusive, sua vida social e sua capacidade produtiva.

12.1.5 Pilates e fibromialgia

Altan et al. (2009) avaliaram 50 mulheres com diagnóstico de fibromialgia. As participantes foram divididas aleatoriamente em dois grupos de 25. O grupo 1 foi submetido a um programa de exercícios pelo método Pilates, e o grupo 2 recebeu exercícios para fazer em casa (alongamentos gerais e relaxamento, ambos três vezes na semana por doze semanas). Uma avaliação foi realizada pré e pós-intervenção, na qual a dor foi avaliada pela escala analógica de dor e qualidade de vida, que consta do Fibromyalgia Impact Questionnaire (FIQ). No grupo 1, a melhora significativa foi substancialmente notável quando comparado com o grupo 2. Com isso, o Pilates se torna uma ferramenta eficaz e segura para auxiliar no tratamento dessa doença.

Estudos específicos que mostrem a real influência do Pilates para a fibromialgia ainda são escassos na literatura. Alguns conceitos podem ajudar a traçar uma correta conduta frente a esses casos. O estudo de Marques (2002) demonstra que a prática de exercício físico auxilia na sensação de bem-estar global e autocontrole, assim como apresenta um efeito analgésico pela liberação de serotonina, que age como um antidepressivo natural. A literatura científica é clara quando diz que, na maioria dos casos, ocorre um aumento dos sintomas da doença (principalmente dor e fadiga) após o início de um programa de atividades físicas regulares. Contudo, esse desconforto vai diminuindo conforme o portador de SFM dá continuidade ao seu treinamento. Logo, sugere-se iniciar o treinamento com cargas leves e, também, motivar o praticante na convicção de que, ao longo do tempo (até dois meses), o desconforto irá desaparecer.

Pacientes com fibromialgia apresentavam menor capacidade física quando comparados a uma amostra da população geral. Muitos se tornam fisicamente inativos, posto que a dor pode aumentar com o início do treinamento.

Não se deve desistir, mesmo que as mudanças e as adaptações ao treinamento necessitem de um tempo maior para acontecerem nessa população. Um bom programa de exercícios aeróbios, associado ao treinamento de força, e concomitante à terapia cognitiva, é extremamente benéfico para o controle da síndrome.

Os exercícios aeróbios são benéficos em moderada intensidade (60%-75% da frequência cardíaca máxima ajustada para a idade), duas a três vezes por semana, atingindo o ponto de resistência leve, não o ponto de dor, evitando, dessa forma, a dor induzida pelo exercício. O programa de exercícios deve ter início em um nível logo abaixo da capacidade aeróbia do paciente e progredir em frequência, duração ou intensidade assim que seu nível de condicionamento e força aumentar. A progressão dos exercícios deve ser lenta e gradual e deve-se, sempre, encorajar os pacientes a dar continuidade à prática, para manter os ganhos induzidos pelos exercícios (Buckhardt et al., 2005).

12.2 Osteoporose

A osteoporose é uma doença caracterizada por baixa massa óssea, que leva ao enfraquecimento dos ossos, tornando-os vulneráveis aos pequenos traumas (Osteoporosis Canada, 2010). Seu caráter silencioso e assintomático faz que, usualmente, não seja diagnosticada até que ocorram as fraturas, principalmente em rádio distal (ossos do punho), colo femoral (quadril) e vértebras (coluna). A maioria das fraturas apresenta caráter progressivo, o que aumenta em indivíduos com qualidade e com quantidade óssea já comprometida (Johneel et al., 2005).

Segundo a Organização Mundial de Saúde, a osteoporose atinge mais de 75 milhões de pessoas na Europa, Japão e Estados Unidos, causando mais de 2,3 milhões de fraturas anualmente. Já no Brasil, estima-se que 10 milhões de pessoas sofram dessa doença (Amandio, 2005).

12.2.1 Metabolismo ósseo

O osso é composto por células e material intercelular calcificado, a matriz óssea. As células têm diferentes origens e estão sujeitas a diferentes mecanismos de controle (Oliveira, 2010).

Os osteoblastos são responsáveis pela formação óssea e sua tarefa consiste em sintetizar os componentes da matriz. O processo de reabsorção óssea é feito pelos osteoclastos. Estas células são móveis, gigantes, extensamente ramificadas, possuem um grande número de enzimas, que degradam a parte orgânica da matriz, e são capazes de solubilizar os cristais contendo cálcio, separados da matriz no processo de reabsorção. A quantidade de massa óssea presente no esqueleto é o resultado do balanço entre a formação e a reabsorção óssea num determinado período da existência humana (Oliveira, 2010).

Para a homeostasia mineral adequada, o esqueleto é continuamente destruído e reconstruído, em um processo denominado remodelação óssea. Trata-se de um processo de reabsorção e reformação em resposta a vários estímulos mecânicos, metabólicos e ambientais, no sentido de maturar, adaptar e reparar o tecido ósseo. Essa constante remodelação do osso está na dependência direta do equilíbrio entre a osteogênese e a reabsorção (Kiss, 2007).

O processo de remodelação tem três funções: reparar microlesões esqueléticas, manter a resistência esquelética e retirar cálcio ósseo para a manutenção da calcemia; acontece de 4 em 4 meses, fisiologicamente, em nosso corpo (Kiss, 2007).

A chegada da terceira idade provoca certa aflição em relação aos problemas causados pela osteoporose. No entanto, as pesquisas admitem que a idade na qual se inicia o declínio da massa óssea ainda é incerta. Durante a quarta década de vida, a massa óssea demonstra os primeiros sinais de declínio da densidade, tanto nos homens quanto nas mulheres. Entretanto, a idade, em ambos os sexos, e o declínio da atividade ovariana, nas mulheres, são responsáveis pelos maiores efeitos (Kiss, 2007).

Quanto as suas causas, Teixeira (2008) relata a classificação em osteoporose primária e secundária. A primária se subdivide em:

- *Pós-menopausal ou remodelação rápida* (tipo I): afeta mulheres após a menopausa (porém, pode iniciar já na perimenopausa, um pouco antes de cessar a menstruação). A perda do osso trabecular é duas a três vezes maior que a perda normal, enquanto a perda do osso cortical está apenas um pouco acima do normal;
- *Senil ou remodelação normal* (tipo II): ocorre tanto em homens como em mulheres com mais de 70 anos. O estreitamento trabecular associado à perda lenta de osso é responsável pela gradual e, geralmente, indolor deformação vertebral;
- *Juvenil idiopática ou remodelação lenta*: é bastante rara e ocorre em meninos e meninas pré-puberais. Segue um curso clínico agudo de 2 a 4 anos, após o qual há uma remissão espontânea, com retomada do crescimento ósseo.

E a secundária, em 20% das mulheres e 40% dos homens, relaciona-se a: hipertireoidismo, síndrome de *cushing*, uso de corticoides, hipogonadismo (em homens), gastrectomia subtotal, doença pulmonar obstrutiva crônica, hiperparatireoidismo, má-absorção, artrite reumatoide, insuficiência renal crônica, insuficiência hepática crônica, hipercalciúria idiopática e desuso (imobilização) (Teixeira, 2008).

A diminuição da massa óssea também pode estar correlacionada a outros fatores, tais como raça, hereditariedade, atividade física, composição corporal e dieta (Teixeira, 2008).

12.2.2 Osteoporose e atividade física

Qual a melhor atividade física para a estimulação da osteogênese? Esta questão ainda é uma incógnita. Contudo, já está comprovado que a inatividade física é um dos fatores que contribuem para a perda de massa óssea do indivíduo.

No tratamento da osteoporose, a atividade física deverá ser praticada com o principal intuito de interromper a perda óssea, ao invés de se esperar um aumento na densidade mineral óssea dos praticantes.

Assim como os músculos, os ossos também permanecem fortes com a prática regular de exercícios. A manutenção da massa óssea, ou o seu incremento, parece estar relacionada não só com a contração muscular, mas também com a ação da gravidade e com o estresse mecânico a que o osso está submetido.

Exercícios de sobrecarga nos locais específicos de perda óssea (articulação coxofemoral, radiocárpica e intervertebrais), concomitantemente ao impacto, promovem um estímulo mais efetivo, ou seja, o exercício não tem somente um efeito sistêmico, mas também um efeito local sobre o osso, visto que o tecido ósseo é sensível às demandas que agem sobre ele e responde prontamente a elas, fazendo que cada modificação de um osso seja acompanhada por uma alteração específica na arquitetura interna. Para que isso ocorra, é necessário ter em mente a origem e a inserção muscular, para traçar exercícios resistidos ou aqueles em que o indivíduo tem de suportar o peso corporal corretamente. São esses exercícios com carga externa os mais estudados até agora e se mostraram bastante eficientes para estimular o efeito piezelétrico no osso, gerando maior atividade osteoblástica e aumentando a formação óssea.

O American College Sports Medicine (ACSM, 2004) estabeleceu que cinco princípios devem ser considerados na avaliação do sucesso de um programa de exercícios na prevenção ou no tratamento da osteoporose:

- *Princípio da especificidade*: se os ossos dos membros inferiores forem submetidos a um estresse (corrida/saltos), os ossos dos membros superiores não serão beneficiados, a menos que sejam trabalhados com exercícios específicos (levantamento de peso);
- *Princípio da sobrecarga*: para que o osso aumente sua densidade e sua força, o estresse do exercício deve exceder os níveis normais;
- *Princípio da reversibilidade*: o efeito positivo de um programa de exercícios sobre o esqueleto será perdido se o programa for interrompido;

- *Princípio dos valores iniciais*: indivíduos com valores mais baixos de densidade mineral óssea e força apresentarão um melhor resultado em um programa de exercícios que aqueles com densidade mineral óssea normal ou acima do normal;

- *Princípio dos retornos diminuídos*: cada indivíduo possui um nível máximo genético que limita o ganho de massa óssea; quando esse máximo é aproximado, os ganhos de massa óssea diminuem e se estabilizam.

Além disso, o modo, a frequência, a intensidade e a duração da atividade devem ser monitorados; atividades de *endurance*, como tênis e caminhada, devem ser realizadas de duas a três vezes por semana, e atividades de resistência, de três a cinco vezes, com intensidade moderada por 30 a 60 minutos de duração (ACSM, 2004).

Resumindo, o American College of Sports Medicine (ACSM, 2004) indica que um programa de atividades físicas para uma pessoa com osteoporose deverá enfatizar a força, o impacto, a flexibilidade, a coordenação, o equilíbrio e o condicionamento cardiovascular, já que esses fatores contribuirão indiretamente para a diminuição do risco de queda e habilitarão o idoso a ter um estilo de vida mais ativo, evitando assim a perda óssea pela inatividade. Isso leva a crer que não somente atividades de alto perfil osteogênico (como musculação, caminhadas) são indicadas contra a osteoporose. O fortalecimento muscular do idoso fará maior pressão nas estruturas ósseas vizinhas. O desenvolvimento do equilíbrio o levará a ter maior consciência corporal, com menor risco de quedas. Atividades físicas de caráter aeróbio também o beneficiarão, por oferecerem uma maior disposição para as tarefas diárias, permitindo que ele desenvolva o hábito de uma vida mais ativa.

12.2.3 Pilates e osteoporose

Já que os exercícios de sobrecarga devem ser traçados especificamente para os locais de perda óssea, deve-se evidenciar a tração que o tendão realiza no osso durante sua contração muscular para beneficiar as partes ósseas fragilizadas. Será necessário focar o treinamento resistido, mesmo com carga livre, para a musculatura ao redor do colo femoral, punho e coluna.

Deve-se, contudo, ter cuidado. A coluna de um osteoporótico adquire uma deformidade gradativa conforme a perda de osso se agrava, provocando acentuação da curvatura torácica. A hipercifose de uma pessoa com osteoporose apresenta um encunhamento vertebral na face anterior dos corpos vertebrais, indicando sinais de fratura.

Para Genant et al. (1996), os encunhamentos podem ser delineados pelas medidas da altura anterior, média e posterior dos corpos vertebrais, dividindo as fraturas em graus, representados na Figura 12.2.

- *Grau 1*: leve; fratura de compressão com diminuição da altura anterior de mais de 20% e menos que 25%;
- *Grau 2*: moderada; fratura de compressão com diminuição da altura anterior de mais de 25% e menos de 40%, ou deformidade entre 20 e 25%, atingindo a altura posterior ou média;
- *Grau 3*: grave; fratura de compressão com intensa deformidade e perda de volume ou área projetada de mais de 40%, relativo à vértebra adjacente não fraturada.

0: Vértebra normal

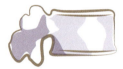 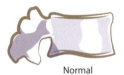 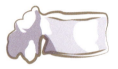

Normal

1: Leve deformidade de 20 a 25% de encunhamento anterior vertebral e concomitante redução de 10 a 20% em área total

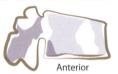 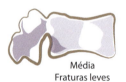 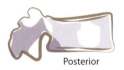

Anterior — Média — Posterior
Fraturas leves

2: Moderada deformidade, maior de 25 a 40% de encunhamento anterior vertebral com, aproximadamente, 20 a 40% de redução em área total

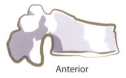 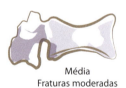 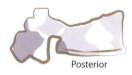

Anterior — Média — Posterior
Fraturas moderadas

3: Grave deformidade, maior de 40% de encunhamento anterior vertebral associado a mesma porcentagem em perda de área

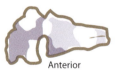 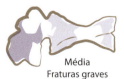 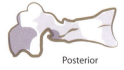

Anterior — Média — Posterior
Fraturas graves

Figura 12.2 – Diagrama sistemático semiquantitativo da escala de fraturas vertebrais.
Fonte: adaptado de Genant et al., 1996.

O encunhamento anterior, representado na primeira coluna na Figura 12.2, mostra com clareza o que acontece com as vértebras de um indivíduo com osteoporose. Com isso, considerando essa ampla deformidade, é totalmente *contraindicado* os movimentos de flexão anterior do tronco e de rotações para essa patologia. Seguindo tais informações, os exercícios do Pilates contraindicados para quem tem osteoporose são:

- Rolando para cima;
- Rolando por cima (avançado);
- Rolando como uma bola;
- Alongamento de uma perna (avançado);
- Alongamento das duas pernas;
- Serrote;
- Rotação de coluna;
- O desafio clássico (avançado com membros inferiores unidos);
- Bicicleta (intermediário e avançado);
- Tesoura (clássico avançado com membros inferiores em movimento dinâmico intermediário e avançado);
- Canivete;
- Abdominal oblíquo com associação de membros inferiores.

Apesar de inúmeros movimentos acentuarem as deformidades decorrentes da fragilidade óssea que a osteoporose apresenta, outros, por sua vez, beneficiarão os locais mais acometidos por essa doença. As indicações de exercícios de Pilates são amplamente benéficas, pois em inúmeros movimentos o recrutamento do transverso do abdômen (músculo que se origina nos processos transversos das vértebras lombares, percorre toda a asa do ilíaco e as últimas costelas, inserindo-se na face anterior pela linha Alba) promove alta ação de suas fibras. A tração mecânica exercida nas vértebras lombares beneficiará a densidade óssea dessa região. Já os multifídios, potencializados na extensão do tronco, concomitantemente ao trabalho de abdômen anterior, promoverão uma contensão dorsal extremamente forte, estimulando a ação osteoblástica em toda a coluna e evitando maiores perdas da densidade mineral óssea. Pode-se obter tais benefícios por meio dos seguintes exercícios:

- O cem;

- Rolando por cima (iniciante);

- Alongamento de uma perna (iniciante I e II);

- Alongamento de duas pernas (iniciante I e II);

- Preparatório para o cisne (iniciante);

- Nadando.

Ao se atentar à articulação do quadril, a musculatura fundamental a ser trabalhada são os flexores, os abdutores e os extensores do quadril, enfatizados nos exercícios:

- Chute unilateral de perna;

- O desafio tesoura clássica com membros inferiores unidos;

- Bicicleta (iniciante);

- Tesoura (iniciante com membros inferiores em movimento dinâmico);

- Chute lateral;

- Ponte anterior com uma perna em elevação.

Envolvendo toda a articulação, principalmente a região do colo femoral, este local frágil e de primária incidência de fraturas se beneficiará mediante um treinamento adequado, traçado individualmente pelo instrutor de Pilates.

Com o passar dos anos, o organismo humano passa por um processo natural de envelhecimento, sofrendo modificações funcionais e estruturais, o que diminui a vitalidade e favorece o aparecimento de doenças. A osteoporose é apenas uma delas.

As modificações fisiológicas podem predispor indivíduos idosos à diminuição da capacidade de discriminação somatossensorial, decorrente de alterações no sistema nervoso central e periférico. Essas modificações, decorrentes do processo de envelhecimento, fazem que os idosos se tornem menos sensíveis à vibração, à pressão tátil, à dor e à temperatura cutânea. Com o avanço da idade, a propriocepção diminui, causando declínio na percepção da posição articular e do movimento, agravando a sensação da posição articular e diminuindo a sensação cutânea plantar, relacionadas a alterações do controle postural com risco de quedas (Ribas e Guirro, 2007).

Tais alterações do envelhecimento comprometem as habilidades responsáveis pela manutenção do equilíbrio corporal, bem como diminuem a capacidade de modificações dos reflexos adaptativos, provocando os desequilíbrios.

A manutenção do equilíbrio é tarefa complexa. É uma ação contínua na vida diária. Treinar o equilíbrio com alguns exercícios de oscilação corporal é muito importante para prevenir quedas e fraturas.

Ruwer, Rossia e Simon (2005) descrevem que a prevalência mundial de quedas em pessoas com idade acima de 65 anos é de 30%. Em idosos com idade acima de 80 anos é de 40%. Nos Estados Unidos, a cada três pessoas com idade acima dos 65 anos, uma cai ao menos uma vez ao ano. No Brasil, 32% dos idosos com idade entre 65 e 74 anos sofrem quedas; em idosos com idade acima de 85 anos, a prevalência sobe para 51%. De modo geral, 30% da população cai ao menos uma vez ao ano. As quedas são responsáveis por 80% a 90% das fraturas de colo do fêmur. Na população idosa, as fraturas estão associadas à osteoporose, trazem sofrimento, imobilidade corporal e medo de cair novamente, gerando altos custos com tratamento de saúde.

Portanto, para prevenir as supostas quedas e estimular a propriocepção e os ajustes posturais nessa população, as séries em pé (*standing series*) do Pilates são essenciais.

12.3 Asma

A asma é uma doença muito comum e antiga. Acredita-se que tenha sido descrita pela primeira vez no Egito, há cerca de 3.500 anos. Foi Hipócrates, considerado o pai da Medicina, quem a reconheceu e a denominou como dificuldade para respirar, por volta de 2.500 anos atrás. O termo asma foi inicialmente utilizado para se referir a qualquer doença associada à falta de ar. Apesar de seu respeitável passado, somente nos últimos cinquenta anos começou a ser um significante problema de saúde (Teixeira, 2008).

Estudos recentes sugerem que a asma está se tornando cada vez mais frequente, grave e problemática; o número de crianças asmáticas dobrou nos últimos vinte anos. Hoje, é considerada a principal causa de falta à escola e ao trabalho. Várias possibilidades têm sido aventadas para explicar esse aumento, entre elas a poluição do ar e o aumento de elementos alergênicos na atmosfera, em particular, o ácaro, que encontrou um ambiente propício para sua proliferação. Outro aspecto importante é a morbidade, ou seja, os prejuízos que a doença acarreta aos asmáticos. Acometidos de crises frequentes e com baixa resistência a atividades físicas, por exemplo, os asmáticos são submetidos a inúmeras restrições que os privam do pleno desenvolvimento de suas aptidões. Com isso, na infância, levam o rótulo de "crianças doentes", sofrendo como consequência a rejeição dos colegas. No entanto, os avanços na área do conhecimento e controle da doença alcançados nos últimos 20 anos tornam possível dar a 95% dos asmáticos uma boa qualidade de vida (Teixeira, 2008).

Segundo Teixeira (2008), cerca de 300 milhões de pessoas no mundo sofrem de asma. Estima-se que esse número terá alcançado 400 milhões de indivíduos em 2025. No Brasil, o International Study of Asthma and Allergy in Childhood (ISAAC) aponta até 27% de prevalência, com variações regionais. Com isso, é possível afirmar que:

- a asma aumentou nos países ocidentalizados e urbanizados na última década;
- existem evidências atuais de que esse aumento está se estabilizando;
- é similar em diferentes grupos raciais;
- grupos socioeconômicos mais pobres possuem maior taxa de mortalidade.

A incidência da asma difere de país para país em decorrência das variações geográficas e demográficas. Geralmente, é mais frequente na criança que no adulto. O início da doença se dá, na maioria dos casos, antes dos cinco anos de idade, sendo um terço dos casos antes dos dois anos de idade. Com relação ao sexo, a incidência maior é entre os meninos, sendo os mais afetados na relação 2:1 a 3:2. Os meninos, além de apresentarem maior frequência, são os que apresentam maior gravidade da doença. Na adolescência, as meninas são mais acometidas (Teixeira, 2008).

A asma é uma doença crônica e persistente das vias aéreas, caracterizada por episódios recorrentes de tosse, chiado, sensação de aperto torácico e falta de ar, geralmente reversíveis, mas que podem ser graves e, algumas vezes, fatais. Patologia cercada de mitos e preconceitos, a começar pelo nome, que quase sempre é evitado por estar popularmente associado a formas mais graves da doença. Esses mitos e preconceitos a respeito da asma e seu tratamento por vezes levam pais e pacientes à procura de tratamentos alternativos e milagrosos que prometem "cura". Entre os adultos representa um importante problema, pois frequentemente seu controle é difícil e pode estar associada a outras condições de saúde, o que torna mais grave a situação clínica global do paciente. Nos últimos anos, houve enorme progresso, não só pelo melhor entendimento dos mecanismos da asma como, também, pelo surgimento de novos recursos terapêuticos, principalmente nos grupos dos broncodilatadores e dos anti-inflamatórios. No entanto, apesar desses progressos, não se observou impacto proporcional na mortalidade e na morbidez da doença. A maioria das crises reflete falha no tratamento. Infelizmente, a asma é geralmente tratada apenas durante as exacerbações, com broncodilatadores, principalmente orais, pelo temor aos aerossóis. Assim, os recursos relativos à terapêutica preventiva são pouco prescritos e a orientação aos programas educativos/preventivos de atividades físicas, pouco indicada. Reconhece-se que os programas são poucos, têm baixa divulgação e não estão ao alcance da maioria. Esses fatos podem explicar, pelo menos em parte, porque a asma está se tornando cada vez mais grave (Teixeira, 2008).

Trata-se de uma doença de natureza complexa e de etiologia multifatorial, caracterizada pela diversidade de seus sintomas, sendo as manifestações mais comuns, os problemas respiratórios recorrentes. Pode determinar um comprometimento funcional de repetição irregular, manifesto por meio de uma hiper-reatividade das vias aéreas, levando a crises. Na patogenia da asma, aceita-se que o brônquio do asmático apresenta uma sensibilidade diferente da população em geral, que o leva a reagir diante de determinados estímulos (Teixeira, 2008).

12.3.1 Mecanismo da reação alérgica

Para Teixeira (1991), o mecanismo de reação alérgica (Figura 12.3) ocorre quando o asmático entra em contato com um antígeno (pó caseiro, fumaça de cigarro, produto químico etc), fazendo que as células produtoras de anticorpos produzam um anticorpo chamado IgE. Este se fixa nas células chamadas mastócitos ou basófilos (células de defesa). Em um novo contato, os antígenos se unirão a estas ligações de anticorpos IgE-mastócitos em forma de chave-fechadura, fazendo que ocorra uma reação tão intensa capaz de liberar substâncias químicas (mediadores). A liberação dos mediadores ocorre em razão de inúmeros estímulos nessas vias, não só diante da provocação antígena, mas também por meio de estímulos físicos, como os exercícios. A reação alérgica da asma provoca a inflamação no local, edema de mucosa, espasmo da musculatura lisa dos brônquicos e hipersecreção, aumentando a resistência das vias aéreas, a distribuição irregular do ar inspirado, os distúrbios da relação ventilação-perfusão e gerando maior consumo energético durante o trabalho respiratório, deixando os tecidos hiper-reativos a outras exposições antigênicas ou a estímulos inespecíficos, como o exercício físico (Teixeira, 2008).

Atividades motoras adaptadas
Mecanismo de reação alérgica

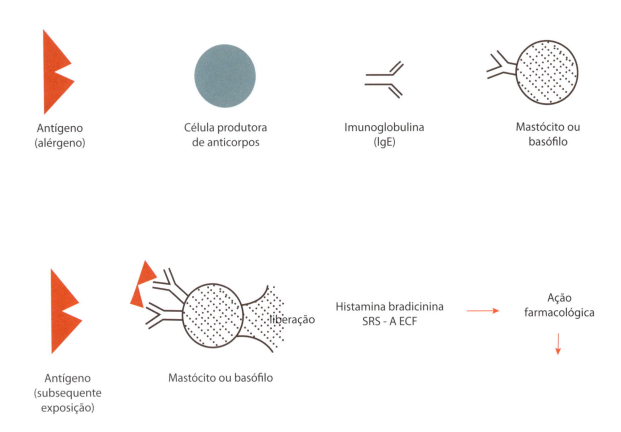

Figura 12.3 – Um alérgeno inicial se acopla aos receptores das células produtoras de anticorpos e esta união provoca a liberação de imunoglobulina, que ativa a ação dos mastócitos e basófilos, células de defesa que, por sua vez, desencadeiam a ativação de substâncias histoquímicas do processo inflamatório, como a histamina e a bradicinina, provocando um bronco espasmo e a crise asmática.

Fonte: adaptado de Teixeira, 1991.

12.3.2 Classificação da asma

Segundo Teixeira (2008), a asma é classificada de acordo com sua gravidade:

- Asma intermitente:
  - sintomas intermitentes (menos de uma vez por semana);
  - crises de curta duração;
  - sintomas noturnos esporádicos;
  - ausência de sintomas nos períodos críticos;
  - provas de função pulmonar normal no período intercrítico: pico de fluxo expiratório (PFE) e volume expiratório forçado no primeiro segundo VEF1 > que 80% do esperado.

- Asma persistente leve:
  - presença de sintomas pelo menos uma vez por semana;
  - as crises afetam o sono e as atividades diárias;
  - presença de sintomas noturnos pelo menos duas vezes por mês;
  - provas de função pulmonar normal: pico de fluxo expiratório (PFE) e volume expiratório forçado no primeiro segundo VEF1 > que 80% do esperado;
  - variabilidade do PF = 20 a 30%.

- Asma persistente moderada:
  - sintomas diários;
  - as crises afetam o sono e as atividades diárias;
  - presença de sintomas noturnos pelo menos uma vez por semana;
  - uso diário de broncodilatador;
  - provas de função pulmonar: pico de fluxo expiratório (PFE) ou volume expiratório forçado no primeiro segundo VEF1 > 60% e < 80% do esperado;
  - variabilidade do PF > 30%.

- Asma persistente grave:
  - sintomas contínuos;
  - crises frequentes;
  - limitação das atividades físicas;
  - provas de função pulmonar: pico de fluxo expiratório (PFE) ou volume expiratório forçado no primeiro segundo VEF1 < 60% do esperado;
  - variabilidade do PF > 30%.

12.3.3 Atividade física adaptada para asma

De forma geral, as atividades físicas são consideradas benéficas para indivíduos com disfunções pulmonares, sendo referidos benefícios físicos e fisiológicos como consequência da atividade física. A melhora da condição física do asmático permite-lhe suportar com mais tranquilidade os agravos da saúde, pois aumenta sua resistência, fornecendo-lhe reservas para enfrentar as crises obstrutivas. A participação regular em programas de atividades físicas pode aumentar a tolerância ao exercício e à capacidade de trabalho, com menor desconforto e redução de broncoespasmo (Teixeira, 2008).

Por ser uma doença de evolução crônica, que muitas vezes melhora na adolescência, o que nem sempre ocorre, a pessoa pode continuar a ter sintomas até a idade adulta ou durante a vida toda. De qualquer forma, a asma, se adequadamente tratada, não impede que o indivíduo pratique atividades físicas. A pessoa asmática deve estar sob tratamento médico, pois a atividade física não é tratamento de asma. Para poder participar das aulas de Educação Física, treinos ou jogos, é necessário estar com a doença bem controlada. Às vezes, mesmo que se esteja bem (sem sintomas), uma atividade física intensa pode desencadear uma crise de broncoespasmo (broncoespasmo induzido pelo exercício ou BIE) 5 a 15 minutos após sua realização (Teixeira, 2008).

O aparecimento de sintomas (tosse, chiado e/ou falta de ar, sensação de aperto no peito) leva o asmático a evitar as atividades físicas com receio de que possa ter uma crise de asma ou a interromper suas atividades quando aparecerem os sintomas. Tais situações acabam por criar um círculo vicioso de hipoatividade física e deterioração do condicionamento físico geral. No caso de crianças, as atividades físicas são essenciais, pois proporcionam experiências básicas de movimento, importantes no desenvolvimento. Além disso, é mediante as atividades físicas que as crianças relacionam-se entre si, seja no brincar, seja no engajamento em atividades esportivas, prevenindo o isolamento psicossocial e melhorando a autoimagem e a autoconfiança. Na adolescência, as atividades esportivas são mais intensas e competitivas, e o adolescente asmático, muitas vezes, sente-se preterido, considerando-se, erroneamente, menos capaz ou inferior. Esse comportamento acaba por levá-lo a evitar as atividades físicas e os treinamentos, tornando-o então menos apto. Portanto, as atividades físicas devem ser incentivadas como fator de saúde para crianças, adolescentes e adultos asmáticos. É imprescindível que os profissionais da área (professores, técnicos ou médicos esportivos) saibam orientar e incentivar seus alunos/pacientes (Teixeira, 2008).

12.3.4 Broncoespasmo induzido pelo exercício (BIE)

As pesquisas indicam que os exercícios físicos provocam BIE em 80 a 90% dos asmáticos e em 40% dos atópicos (não asmáticos). Outros estudos apontam a ocorrência de BIE em atletas, sendo a prevalência de 15% a 25%, caracterizado por uma queda de 10% a 15% no fluxo expiratório máximo. Ocorre com a duração do exercício entre 6 e 8 minutos e intensidade de trabalho de, aproximadamente, dois terços do consumo máximo de oxigênio (frequência cardíaca de 170 a 180 bpm para crianças). A resposta ao exercício aparece alguns minutos depois de cessado o esforço e se reverte após, aproximadamente, 60 minutos. Na maioria dos indivíduos, o BIE consiste em uma única crise de rápido início e recuperação. Alguns podem desenvolver uma reação tardia (4 a 10 horas após o exercício). Há medicamentos muito eficientes na prevenção do BIE, como os beta 2 agonistas (broncodilatadores), o cromoglicato dissódico ou o nedocromil, usados em aerossóis (*sprays*) dez minutos antes das atividades físicas, estes últimos, com menos efeitos colaterais (Teixeira, 2008).

Segundo Teixeira (2008), sintomas como tosse, dispneia, aperto torácico e chiado após exercícios são sinais característicos do BIE. Geralmente, professores de Educação Física e técnicos esportivos confundem esses sintomas com baixa condição física. Inúmeros fatores podem agravar esse quadro, como gravidade da asma, presença de obstrução nasal, tipo e intensidade do exercício físico, poluição atmosférica, temperatura e umidade ambiente, assim como associação a determinados produtos químicos: medicamentos, conservantes, corantes etc.

É importante lembrar que somente a atividade física não funciona como tratamento da asma, que não dispensa a medicação, os cuidados com a limpeza do ambiente e a orientação do médico; pelo contrário, uma criança com a asma mal controlada é incapaz de fazer e se beneficiar da atividade física. Um programa regular de atividades físicas pode melhorar a mecânica respiratória, tornar mais eficaz a ventilação pulmonar e, portanto, aumentar sua tolerância ao exercício físico e a capacidade de trabalho. A reeducação respiratória, trabalhada junto com um programa de exercícios, tem ação preventiva e corretiva sobre as alterações torácicas e posturais. São necessárias orientações quanto ao tipo e à intensidade das atividades físicas para se evitar o broncoespasmo induzido pelo exercício (Teixeira, 1993).

12.3.5 BIE: orientações e cuidados

Segundo Teixeira (2008), algumas medidas podem ajudar se um aluno asmático entrar em BIE durante a aula:

- Diminuir o ritmo da atividade do aluno;
- Estimular a respiração diafragmática com freno labial (inspiração nasal com expiração oral e lábios semicerrados);
- Manter a criança sentada e reclinada para frente ou recostada para trás;
- Utilizar a medicação broncodilatadora;
- Se necessário, utilizar a respiração auxiliada (técnica de auxílio na expiração com o objetivo de mantê-la ventilada).

12.3.6 Asma e Pilates

A reeducação da respiração de um indivíduo interfere diretamente no trabalho e na ação muscular respiratória (Costa et al., 2003). Um dos recursos que pode ser utilizado com a proposta de promover o reequilíbrio muscular é o método Pilates. A centralização, o controle, a precisão, a fluidez do movimento, a concentração e a respiração reajustam as alterações posturais que o asmático apresenta. A hipercifose, a anteriorização de cervical e a retroversão pélvica são as alterações posturais mais comuns observadas no asmático que, além de diminuir a autoconfiança, obstruem a respiração, tensionam os músculos e os ligamentos e podem afetar adversamente as articulações da coluna. Vários músculos do sistema respiratório estão inseridos nas vértebras lombares, cervicais e nas costelas, influenciando seus posicionamentos. O diafragma, por sua vez, é um músculo respiratório que separa o tórax do abdômen. Quando o centro de força nos exercícios do Pilates é acionado pela respiração, o diafragma é trabalhado, levando, inclusive, a um relaxamento, induzindo uma postura correta (Miguel, 2007).

Joseph Pilates, por ter sofrido muito com asma, descobriu o poder da respiração diafragmática. Frequentemente, respira-se e usa-se apenas uma fração da capacidade do pulmão. Como qualquer outro músculo do corpo, os músculos respiratórios podem não estar bem tonificados. No Pilates, a respiração é o princípio mais importante. A regra geral é inspirar profundamente durante a preparação do exercício e expirar para realizá-lo (Miguel, 2007).

A respiração funcional, induzindo a expiração lenta e prolongada, diminui a resistência externa às vias aéreas, atenuando, assim, o colabamento brônquico. Essa técnica potencializa a força muscular respiratória geral e facilita a entrada e saída do ar. Tal processo pode ser ainda mais evidenciado pela restauração dos movimentos acessórios das articulações costovertebrais, formados pelas junções das vértebras com as costelas. Estes deslizamentos restaurados permitem uma ampla movimentação do gradiado costal e a facilitação da mecânica de alça de balde do tórax como um todo. Com isso, a complacência pulmonar é facilitada e a expansibilidade torácica restaurada.

Mesmo apresentando uma hipercifose torácica, o asmático pode favorecer a flexibilidade de sua coluna, realizando exercícios como o Rolando como uma bola ou Rolando para cima. O movimento acentuado em C, primariamente, potencializa a curva cifótica, mas no desenrolar do movimento em direção ao Mat, as vértebras são forçadas à extensão, o que potencializa o movimento anteroposterior vertebral, melhorando a movimentação geral no eixo axial, prevenindo e/ou minimizando as deformidades angulares da coluna por meio dessa mobilização.

O mesmo deve ser realizado para as rotações. A restauração dos movimentos acessórios, escapulares e rotacionais favorece ainda mais os desbloqueio torácico. Relembrando a primeira lei de Fryte da Cinesiologia, em que toda inclinação acompanha rotação contralateral, é evidente o quanto é importante para a coluna o sincronismo entre esses movimentos. Se o Serrote pudesse ser realizado em quatro apoios, a representação esquemática de Teixeira (2008) seria praticamente copiada.

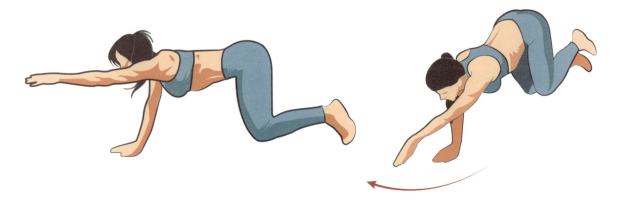

Figura 12.4 – Movimento de desbloqueio torácico em quadrupedia: inspirar elevando o braço à frente e ao lado da cabeça, com uma inclinação lateral de tronco, expirar e retornar.
Fonte: Teixeira, 2008.

Para Teixeira (2008), a progressão dos exercícios de desbloqueio torácico deve seguir esta ordem: de quadrupedia para ajoelhado e deste para sedestação.

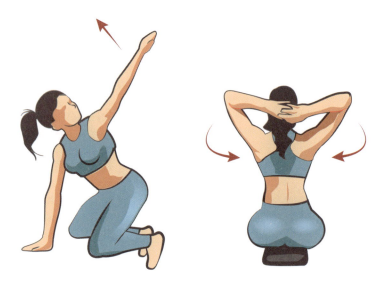

Figura 12.5 – Também em quadrupedia, inspirar abrindo o braço para a lateral do corpo em rotação de tronco, com o olhar acompanhando o movimento; soltar o ar, fechando o braço, e voltar à posição inicial. Depois, sentado, com as mãos atrás da cabeça, fazer rotação bilateral direita e esquerda de tronco. Permanecer inspirando no movimento de abertura e expirando na volta ao centro.
Fonte: Teixeira, 2008.

Mesmo sendo realizado em sedestação, a posição do Serrote promove mobilidade torácica e permite ampla movimentação escapulotorácica e costovertebral. Para todo asmático e pessoas com alteração na fisiologia respiratória, sem discriminação de idade ou patologia, cabe a aplicação desses exercícios diários previamente à elaboração de um treinamento de força. Quando os movimentos acessórios são restaurados antes desse treinamento, a amplitude de movimento do indivíduo passa a ser amplamente adequada e restaurada para que a ação que venha a seguir seja realizada perfeitamente, melhorando, assim, todo o desempenho e a função de tal indivíduo no dia a dia.

12.4 Gestação

As modificações físicas, incluindo alterações biomecânicas, musculoesqueléticas e fisiológicas, características da gestação, produzem várias adaptações na mulher, que culminam com sobrecargas em algumas estruturas em detrimento de outras, levando a queixas frequentes, neste período, de dores lombares. Tal dinâmica, em maior ou menor grau, observa-se nas gestantes, o que produz impactos ao sistema de saúde com gastos para tal fim, mas pouco ainda se tem realizado para predizer e atenuar esse tipo de desconforto, intensificado nos dois últimos trimestres de gestação.

Os números que expressam a relação entre dor lombar e gestação são bem característicos. Wang et al. (2004) desenvolveram estudo com 10 mil gestantes por um ano e verificaram, nos Estados Unidos, uma prevalência de 68,6% das gestantes com algum tipo de lombalgia durante a gestação. No Brasil, Cecin et al. (apud Martins e Silva, 2005) verificaram que o risco relativo das gestantes em apresentar dores nas costas é quase 14 vezes maior que o de mulheres não grávidas. Outro estudo, conduzido por Martins e Silva (2005) no Estado de São Paulo, encontrou uma prevalência de gestantes com algias na coluna vertebral e na pelve de, aproximadamente, 80%, sendo essa dor mais frequente em mulheres jovens.

A dor lombar é uma queixa frequente entre as gestantes e a alta incidência dessa algia tem uma explicação comumente vinculada ao aumento do peso corporal e ao deslocamento anterior do centro de gravidade do corpo. Em termos biomecânicos, a evolução é rápida e tem-se, em poucos meses, um aumento de peso de 25% do total da massa corporal, além do deslocamento anterior do centro de gravidade. Simultaneamente, a estabilidade da pelve é diminuída como uma preparação para parto normal pela interação de estrógeno, progesterona e relaxina, que atuam sobre os ligamentos das articulações pélvicas, tornando-os menos tensos para permitir um aumento da amplitude de movimento nas articulações e causando instabilidade na região. Esta instabilidade é maior nos bípedes, em função do aumento de suporte de peso na pelve, que pode gerar sobrecargas numa simples caminhada, culminando com uma alta incidência de dor na região lombar durante a gravidez (Ostgaard, 1996; Novaes, Shimo e Lópes, 2006).

Tais modificações induzem a mulher a fazer adaptações na sua postura para compensar a mudança de seu centro de gravidade, sendo um processo individual e vinculado a necessidades muito peculiares, como a força muscular, a extensibilidade das articulações e a fadiga. Em linhas gerais, observa-se na maioria das gestantes uma tendência à acentuação das curvas fisiológicas lombares e torácicas; amplia-se a base de sustentação quando os pés se distanciam, as escápulas se dirigem para trás e a região cervical da coluna alinha-se para frente (Mantle e Ponden, 2002).

Algumas relações encontradas com as dores lombares foram destacadas por Skaggs et al. (2007), em que 80% das mulheres que experimentam dor lombar dormiam menos de quatro horas por noite. A perturbação no sono demonstra associação das dores lombares com o impacto negativo sobre a qualidade de vida dessas gestantes. Nas mulheres que engravidam, as mudanças envolvidas na forma e no tamanho do corpo já envolvem dor e dificuldade em dormir, mesmo que não sofram de dores lombares. Scialli (1999) ainda associa essa lombalgia nas gestantes com altos índices de afastamento do trabalho, inabilidade motora e depressão.

Gutke, Östgaard e Öberg (2008) relatam que a estabilidade prejudicada, em virtude da alteração da pelve, deve ser convertida em estratégias de tratamento com exercícios de estabilização específicos, que têm se mostrado eficazes para diminuir os sintomas durante a gravidez quando relacionados às dores lombares gestacionais, bem como no pós-parto. A importância de ativação dos músculos estabilizadores e ativação e coativação dos músculos específicos – como o transverso do abdômen, oblíquos internos, multífidos, músculos do assoalho pélvico e o diafragma – tem sido cada vez mais estudada na população geral, como ressalta Mørkved, Lydersen e Bo (2007). Essa musculatura é amplamente solicitada durante a prática do Método Pilates.

Os estudos ainda são escassos ao abordar as gestantes, principalmente no tocante à atenuação de sintomatologia dolorosa, em que os exercícios podem tornar-se uma importante ferramenta para esse fim. As recomendações mais atuais do American College of Ginecologist and Obstetrician para atividades físicas com gestantes datam do ano de 2002 e, desde então, dentro da atividade física supervisionada, têm surgido alternativas de exercícios para lidar com as questões provenientes das alterações da gestação, mas ainda pouco exploradas e publicadas. Os exercícios de estabilização são estratégias que têm sido bem empregadas e com bons resultados em indivíduos com dores lombares, porém, pouco se sabe sobre a sua aplicabilidade com gestantes.

12.4.1 Lombalgia na gestação

O período gestacional gera um impacto biomecânico da cintura pélvica que, por sua vez, torna-se instável em decorrência da frouxidão ligamentar da articulação sacroilíaca e da sínfise púbica, em função do hormônio relaxina. Esse processo tem início durante o quarto mês gestacional e continua até o sétimo mês. Após esse período, ocorre apenas um pequeno aumento de mobilidade, com média de cinco milímetros no sentido transversal e superoinferior à sínfise púbica. Embora não exista uma correlação estatística entre o aumento da frouxidão ligamentar e a dor pélvica durante o período gestacional, há uma correlação assimétrica da frouxidão ligamentar da articulação sacroilíaca e da dor pélvica durante a gravidez (Lee, 2004).

Ostgaard (1996) destaca que existem dois tipos diferentes de dores referenciadas pelas gestantes: as dores lombares e as dores na pelve posterior. A dor lombar é constante durante toda a gravidez e ocorre com frequência em cerca de 10% das mulheres; não está necessariamente relacionada com a gravidez e pode retornar com o fim desta; causa diminuição da amplitude de movimento na coluna lombar e dor à palpação dos músculos eretores da espinha. A dor pélvica posterior parece aumentar sua frequência no início da gravidez e permanecer constante em um nível mais elevado, de aproximadamente 35%, durante a gestação. Pode, ainda, haver a combinação entre os dois tipos de sintomatologia. A Figura 12.6 ilustra as regiões de acometimento dos dois tipos de dor.

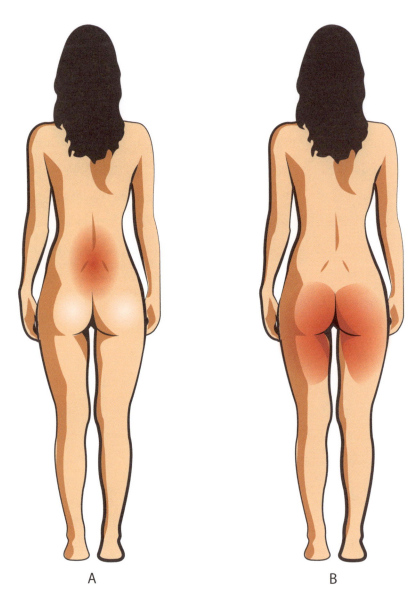

Figura 12.6 – Regiões de acometimento dos diferentes tipos de dores: (A) dor lombar; (B) dor na pelve posterior.
Fonte: Perkins, Hammer e Loubert, 1998.

As dores lombar e pélvica posterior apresentam características diferentes, conforme descrição no Quadro 12.1.

Quadro 12.1 – Características das dores lombar e pélvica posterior

Características	Dor lombar	Dor pélvica posterior
Localização da dor	Dor sobre e ao redor da coluna lombar, com ou sem irradiação para a perna ou o pé.	Dor unilateral ou bilateral nos glúteos e lombar, distal ou lateral à coluna lombar. Pode irradiar-se à região posterolateral da coxa, ocasionalmente para o joelho e, raramente, para a panturrilha. Não se irradia para o pé.
Limitações funcionais relacionadas com a dor	A dor é prolongada com sensação de peso, podendo ocorrer em pé ou sentada.	Dificuldade/dor com atividades como virar na cama, subir escadas, correr, caminhar, sair de automóveis e levantar de cadeiras baixas, flexão e torção do tronco, entrar e sair de uma banheira.
Características clínicas	A dor pode se assemelhar a episódios de dor lombar experimentados antes da gravidez. Músculos eretores da espinha com espasmo protetor à palpação. Teste de provocação de dor pélvica posterior é negativo.	Agravamento da dor por atividade de impacto ou extremos de amplitude quadril e coluna. Posturas prolongadas perto dos limites, amplitude de movimento para agravamento de dor do quadril e coluna (ex.: sentado no computador). Episódios de dor aguda precipitada por dor ao realizar as atividades anteriormente referidas, com pico de dor algum tempo após o evento precipitante. Teste de provocação de dor pélvica posterior é positivo. Pode estar associada à dor na sínfise púbica.

Fonte: Perkins, Hammer e Loubert, 1998.

Ostgaard (1996) destaca um teste utilizado para diferenciar os tipos de dores e reconhecer a dor originária da região pélvica posterior. O procedimento consiste em posicionar a gestante em decúbito dorsal; com uma mão, o avaliador flexiona o joelho da gestante e aplica uma força sutil em direção ao fêmur e, com a outra, estabiliza a pelve no membro inferior contralateral, que deve estar estendido. Apesar de não se determinar em qual estrutura anatômica a dor se origina, o teste demonstrou uma sensibilidade de 81% e especificidade de 80%.

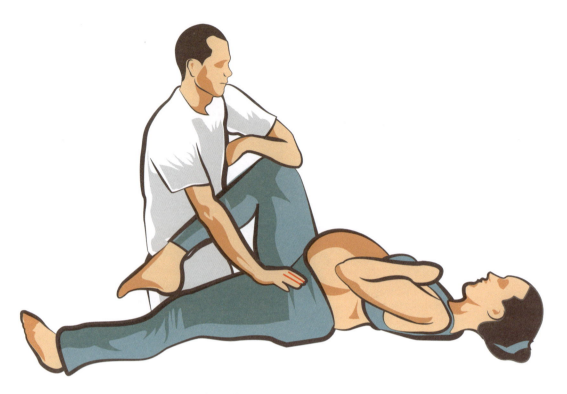

Figura 12.7 – Teste irritativo para dor pélvica posterior.
Fonte: Ostgaard, 1996.

Gutke, Östgaard e Öberg (2008) desenvolveram um estudo prospectivo de coorte em gestantes para investigar a associação da função muscular e dos subgrupos com lombalgia em quatro grupos em relação à gravidez: sem dor lombar, com dor pélvica posterior, com dor lombar e com dor combinada. Nos resultados viu-se que, de um total de 301 gestantes, 116 não tinham dor lombar, 33% (n = 99) tinham dor pélvica posterior, 11% (n = 32) tinham dor lombar e 18% (n = 54) tinham combinado dor lombar e dor pélvica posterior. Em relação à função muscular, viu-se que os flexores do tronco, nas gestantes que tinham dor pélvica posterior, apresentavam fraqueza, indicando uma associação positiva entre o desequilíbrio musculoesquelético e o quadro álgico.

Skaggs et al. (2007) investigaram, em 599 mulheres, a prevalência de dor lombar e constataram que 67% do total da população estudada relataram dor e 21% relataram dor de intensidade severa, em uma escala numérica como a escala visual analógica de dor, em que acima de oito já se considerava dor intensa. Importante, para 85% das mulheres inquiridas não tinha sido oferecido tratamento para os seus distúrbios osteomusculares.

A sobrecarga resultante da gestação não é capaz de produzir alterações patológicas significativas nas gestantes. As discopatias degenerativas são incomuns entre essa população; a escoliose raramente é afetada pela gravidez; a espondilolistese grave, quando preexistente à gestação, pode, por razões biomecânicas, tornar-se um problema ao final da gestação em decorrência da frouxidão ligamentar, como uma preparação para o parto normal. As mulheres grávidas devem evitar a hiperlordose na sua tentativa de equilibrar o aumento do crescente peso do útero (Ostgaard, 1996).

Algumas medidas podem ser utilizadas na tentativa de prevenir ou minimizar tais tipos de dores. Perkins, Hammer e Loubert (1998) apontam algumas, destacando que, em primeiro lugar, é importante que as mulheres mantenham uma boa postura, evitando sobrecargas mecânicas desnecessárias e estresse sobre a coluna lombar. Em segundo lugar, realizar um programa de exercícios que melhore a resistência e a flexibilidade de suporte aos tecidos moles e às estruturas. Durante as atividades executadas pelas gestantes, indica-se que estas as façam na postura neutra da coluna, mantendo o mesmo posicionamento de pelve e da coluna para fazer da mesma forma os movimentos padrões diários.

Na literatura ainda são escassos os estudos que abordam protocolos de exercícios adequados para gestantes, principalmente aqueles que objetivam reduzir as dores lombares. De acordo com Artall, Wiswell e Drinkwater (1999), a dor lombar pode ser reduzida ao se melhorar a resistência e o controle dos músculos da coluna e da pelve.

A SOGC (Society of Obstetricians and Gynaecologists of Canada), juntamente com a CSEP (Canadian Society for Exercise Physiology) (2003), estabeleceu diretrizes para a prática clínica de exercícios durante a gravidez e o período pós-parto, considerando a segurança para a execução dos exercícios e as alterações fisiológicas e biomecânicas inerentes a esse período.

Em linhas gerais, as gestantes previamente sedentárias devem iniciar os exercícios aeróbios com 15 minutos de duração, três vezes por semana, passando gradativamente para 30 minutos, quatro vezes por semana. Objetivos razoáveis para a prática desse tipo de exercício envolvem bom condicionamento físico durante toda a gravidez, sem haver a intenção de atingir o máximo de aptidão ou o treino para competição. As diretrizes não limitam a prática para as mulheres atletas de elite e para aquelas com necessidades especiais, ressaltando apenas a necessidade de acompanhamento médico especializado e supervisão de profissional do exercício físico clínico (SOGC/CSEP, 2003).

As atividades aeróbias devem ser escolhidas considerando a diminuição do risco de perda de equilíbrio e trauma fetal. Além disso, períodos de aquecimento e volta à calma devem fazer parte das sessões. Há menos evidência sobre o trabalho de força muscular durante a gravidez. Algumas mulheres podem apresentar hipotensão em decorrência da compressão da veia cava pelo útero gravídico, e exercícios na posição supina devem ser evitados após a 16ª semana. O trabalho de resistência abdominal pode ser dificultado pela diástase do músculo reto e pela fraqueza da musculatura abdominal (SOGC/CSEP, 2003).

O controle da intensidade dos exercícios aeróbios inclui o uso da frequência cardíaca de reserva, já que, durante a gravidez, a frequência cardíaca de repouso está cerca de 10 a 15 bpm maior, sugerindo um ajuste na zona alvo convencional. Outras formas de monitoramento da atividade incluem o teste de fala (*talk-test*), no qual a mulher tentará manter uma conversa enquanto se exercita numa intensidade adequada. Caso isso não seja possível, a intensidade deve ser reduzida. Durante o exercício, a mulher também pode usar uma escala visual, para a determinação da intensidade. Na gestação, sugere-se uma percepção de esforço entre 12 e 14 na Escala de Borg (SOGC/CSEP, 2003).

Em gestações sem complicações, as diretrizes recomendam que todas as mulheres sejam incentivadas a participar de programas de exercícios aeróbios e de condicionamento muscular, como parte de um estilo de vida saudável. Mulheres com gravidez complicada são desencorajadas quanto à participação em programas de exercícios (SOGC/CSEP, 2003).

O Quadro 12.2 ilustra as principais contraindicações absolutas e relativas para a prática de exercício em gestantes, de acordo com a SOGC/CSEP (2003) .

Quadro 12.2 – Contraindicações absolutas e relativas para gestantes

Contraindicações absolutas	Contraindicações relativas
- Ruptura de membranas; - Trabalho de parto prematuro; - Hipertensão induzida pela gravidez; - Incompetência cervical; - Restrição de crescimento fetal; - Gestação de três bebês ou mais; - Placenta prévia após a 28ª semana; - Sangramento persistente no 2º ou 3º trimestre; - Diabetes tipo I descompensada, moléstia da tireoide, ou outras complicações cardiovasculares, respiratórias ou sistêmicas graves.	- Aborto espontâneo prévio; - Nascimento prematuro prévio; - Alteração cardiovascular de leve a moderada; - Alteração respiratória de leve a moderada; - Anemia (Hb < 100 g/L); - Distúrbio alimentar ou má nutrição; - Gravidez de gêmeos, após a 28ª semana; - Outras condições médicas significativas.

Fonte: SOGC/CSEP, 2003.

Vleeming et al. (2008) destacam, nas Diretrizes Europeias para Tratamento da Dor Pélvica Posterior, a importância do conhecimento de estabilidade para a prática de exercícios, com o intuito de se abordar os desconfortos gerados pela gestação. Segundo os autores, a estabilidade estática e dinâmica em todo o corpo são alcançadas quando o sistema ativo (músculos), passivo (ligamentos, cápsulas, tendões) e o controle neuromotor trabalham em conjunto para transferência de carga. A estabilidade funcional seria definida como:

> [...] a fixação efetiva das articulações para cada carga com demandas específicas em relação à função da gravidade, coordenação muscular e forças ligamentares, para produzir uma força de reação eficaz nas articulações sob novas condições de perturbação. A estabilidade ótima é alcançada quando o equilíbrio entre o desempenho (o nível de estabilidade) e o esforço é otimizado. A estabilidade difere da força, definida como a capacidade de um músculo de exercer ou resistir à tensão, sendo o controle ativo da estabilidade da coluna alcançado por meio da regulação da tensão dos músculos do tronco. Quando a instabilidade está presente, existe uma incapacidade para manter o alinhamento correto da coluna vertebral e, portanto, uma insuficiência na musculatura para gerar tensão a fim de estabilizar a coluna vertebral. (Faries e Greenwood, 2007)

Faries e Greenwood (2007) destacam que os exercícios de estabilização têm como objetivo a coordenação da cadeia cinética (muscular, esquelética e sistema nervoso), para reforçar o sinergismo e a função dessa musculatura central. Segundo os autores, parece não existir um conjunto ideal de exercícios para todos os indivíduos, mas há sugestões gerais para os exercícios que enfatizam estabilização do tronco com a coluna neutra, embora também enfatizem a mobilidade dos quadris e dos joelhos. Também é importante, no trabalho com gestantes, enfatizar exercícios que melhorem a circulação de membros inferiores, mobilidade, exercícios de percepção corporal, fortalecimento de membros superiores e inferiores, bem como a musculatura paravertebral e exercícios que estimulem a musculatura do períneo.

Um programa de exercícios que objetive reduzir os desconfortos gerados pelas dores lombares deve enfatizar a ação dos multífidos durante o período gestacional em função da inibição destes em quadros de instabilidades (Richardson, Hodges e Hides, 2007). Também deve restabelecer o mecanismo de contenção da articulação sacroilíaca quando o sacro está em posição de nutação e obter o melhor posicionamento de ossos e ligamentos, além de restabelecer a força muscular que auxilia nesse mecanismo de contenção e restaurar a resistência, a compressão e a nutação sacral (báscula anterior do sacro em relação ao ilíaco). Na posição neutra, em ortostatismo, o sacro está levemente (mas não totalmente) em nutação; esse posicionamento permite uma maior absorção da sobrecarga do corpo e também é o local mais eficiente para transferência de carga entre o quadrante superior e o inferior do corpo (Lee, 2004).

12.4.2 Pilates na gestação

Seguindo a lógica das cadeias musculares do corpo humano, qualquer mau posicionamento de um segmento corporal pode causar uma desorganização do todo. No método Pilates, o corpo é convidado a se alinhar, a manter isometria da musculatura estática ao organizar os tecidos ao redor dos ossos e das articulações; o resultado é uma organização biomecânica e um movimento eficaz (Neves, 2002).

Para Balogh (2005), o método Pilates tem efeitos positivos quando utilizado em gestantes. Em virtude da leveza dos movimentos, as gestantes obtêm relaxamento da musculatura lombar e aumento da caixa torácica mediante abertura desta, pela respiração. Além disso, o treinamento de força da musculatura abdominal profunda, concomitante ao treino de costas e do assoalho pélvico, permite a estabilidade do tronco, prevenção da diástase abdominal e da incontinência urinária.

Os exercícios do Método Pilates promovem uma maior estabilização corporal, tanto estática quanto dinâmica, aumentam a consciência corporal, diminuem o quadro álgico lombar e facilitam as atividades de vida diária pela simulação de gestos cotidianos no ambiente de prática, facilitados ou dificultados pelo auxílio de molas, da respiração ou da gravidade, proporcionando assim estratégias mais eficientes para realização das tarefas (Anderson, 2006; Muscolino e Cipriani, 2004).

Dutra, Oliveira e Antunes (2010) realizaram um protocolo de exercícios baseado no método Pilates, dividido em quatro fases, aplicado em trinta sessões, duas vezes na semana, com o objetivo de avaliar o quadro álgico lombar pré e pós-intervenção por meio da Escala de Oswestry e da Escala Analógica de Dor (EVA). A realização dos procedimentos incluiu a participação voluntária de uma gestante pela primeira vez. No primeiro momento, iniciou-se a prática de exercícios preparatórios de alongamentos e de aquecimentos do corpo no Mat/Solo, também denominados de Pré-Mat Pilates (ver Capítulo 6). São exercícios executados para a compreensão e o treino dos princípios básicos do método, como: concentração, respiração, centro, controle, precisão e fluxo. É a etapa mais importante para o desenvolvimento e a base para o início do trabalho muscular e corporal.

Nas primeiras duas semanas, os exercícios educativos compreendiam:

- a mobilização cervical (flexão lateral, flexão e extensão no plano sagital, rotação);
- a massagem nos pés com bolinha de tênis;
- o alongamento dos membros de toda a cintura escapular, três a quatro repetições, com 30 segundos de duração, executados em posição ortostática ou sentada;
- o treino respiratório (com ênfase na expiração);
- o fortalecimento do assoalho pélvico com adutores;
- a mobilidade de região lombar (utilizando *overball* murcha ou *tonning ball* no sacro);
- pontes básicas (*basic briding*):
- rolamentos pélvicos na meia-lua;
- estabilização lombar com uma e duas pernas em decúbito dorsal ou decúbito lateral;
- corcel com uma e duas pernas (trazer pernas alternadas – *overball*, rolo), executados em decúbito dorsal no Mat/Solo;
- nos aparelhos (*reformer, cadillac* ou trapézio), séries de exercícios de pernas (*footwork series*);
- o exercício com séries de mobilização escapular (*supine scapular series*) para mobilização da articulação glenoumeral, otimizando o ritmo escapuloumeral, além de favorecer o

fortalecimento de flexores e de extensores de ombro e cotovelo, associado à estabilização de tronco;

- cada exercício foi realizado com dez repetições em decúbito dorsal.

É válido ressaltar que as mobilidades intrínsecas das articulações devem ser realizadas previamente ao trabalho de força, pois restauram os movimentos acessórios, facilitando a amplitude de movimento, o que promoverá a eficácia na contratilidade da musculatura.

A partir da terceira aula, manteve-se o programa citado anteriormente, sendo acrescentados outros exercícios no Mat/Solo:

- o equilibrista (alinhamento axial – balanço do quadril descomprimindo a sobrecarga das vértebras da coluna, ativação de transverso com dissociação de membros inferiores), executado em decúbito lateral;
- o quadrúpede (posição inicial em quatro apoios) – ativação do músculo transverso e com dissociação;
- joelhos dobrados (*bent knee fallout*),
- borboleta: dissociação bilateral e unilateral com pés apoiados no chão, executado em decúbito dorsal no Mat/Solo, para mobilizar a pelve e a região abdominal, o diafragma e o assoalho pélvico);
- o rolamento posterior na bola *(rolling back)*: abdominal simples e massagem na lombar;
- abdominal oblíquo com a utilização do acessório *tonning ball*;
- extensões torácicas no rolo, no banco, sentada com a bola – mobilização de coluna flexão e extensão;
- sereia sentada *(mermaid)* combinação de flexão e rotação;
- respirando (*breathing*), círculo do sol, mergulho, rolamento posterior (*rolling back*) no aparelho *cadillac* ou trapézio, 3 a 4 repetições.
- No aparelho *cadillac* em decúbito lateral, com pernas posicionadas em 90° de quadril e joelhos (simulando a figura de uma cadeira), para facilitar a execução e dar maior conforto, utilizaram-se halteres de 1 kg e repetições duas séries de dez;
- adução de braços e tríceps;
- na *combo chair* – a série de pernas (*footwork series*) na cadeira;

- no banco, sentado com *thera-band*: exercícios de elevação e depressão de ombros; adução de braços;

- manguito rotador;

- extensão de ombros;

- circundução de braços; mobilização de cintura escapular e membros superiores no Mat/ Solo (*openning books* – aberturas de membros superiores);

- alongamento de tendão (*tendon stretch*);

- bombeamento distal; panturrilha (na *thera-band*, no rolo, nos aparelhos *reformer, cadillac* ou trapézio), 10 a 15 repetições.

O grau de dificuldade ou a manutenção dos exercícios devem ser alterados de acordo com o avanço gestacional e de forma coerente a atender o estado físico da gestante. Deve levar em consideração a alternância dos decúbitos, buscando facilitar o posicionamento e a execução dos exercícios sem desconfortos, excluindo a possibilidade de qualquer risco de intercorrência próprios da gestação. Em hipótese alguma deve-se exceder três minutos em decúbito dorsal. Por causa da compressão da veia cava inferior, esta posição, se mantida por longos períodos, diminui o aporte sanguíneo para o feto, causando riscos de má-formação fetal (Zugaib, 2009).

REFERÊNCIAS

ACCIOLLY, R.A.; MARINHO, P. I. *História Geral da Educação Física*. Rio de Janeiro: [s. n.], 1956.

ACR, American College Rheumatology: Validation of the American College of Rheumatology 1990 criteria for the classification of fibromyalgia in a Brazilian population. *Rev. Bras. Reumatol.*, v. 39, n. 4, p. 221-30, jul.-ago., 1999.

ACSM. ACSM *Guideline for exercise prescriprion*. 7. ed. Champaign: Lipincott Williams & Wilkins, 2007.

ACSM, American College of Sports Medicine. Physical Activity and Bone Heath. *Med. Sci. Sports Exercise*, 2004.

ADAMANY, K.; LOIGEROT, D. *The Pilates Edge-An Athlete's Guide to Strenght and Perfomance*. New York: Avery, 2004.

AKUTHOTA, V. Core Strenghthening. *Arch. Phys. Med. Rehab.*, v. 85, n. 3, p. s86-s92, 2004. Supplement 1.

AKUTHOTA, V. et al. Core Stability Principles. *Curr. Sports Med. Rep.*, v. 7, n. 1, p. 39-44, 2008.

ALTAN, L. et al. Effect of Pilates Training on People With Fibromyalgia Syndrome: A Pilot Study. *Arch. Phys. Med. Rehab.*, v. 90, n. 12, p. 1983-88, 2009.

AMANDIO, A. R. G. Exercício como estratégia de prevenção e tratamento da osteoporose: potencial e limitações. *Rev. Bras. Fisiol. Exerc.*, v. 2, p. 01-27, 2005.

ANDERSON, B. Reabilitação com Pilates. In: DAVIS, C. M. *Fisioterapia e reabilitação*: terapias complementares. Rio de Janeiro: Guanabara Koogan, 2006. p. 257-267.

ARTAL, R.; WISWELL, R. A.; DRINKWATER, B. L. *O exercício na gravidez*. 2. ed. São Paulo: Manole, 1999.

APARIZIO, E.; PÉREZ, J. *O autêntico método Pilates*: a arte do controle. São Paulo: Planeta, 2005.

BALOGH, A. Pilates and pregnancy. *RCM Midwives*, v. 8, n. 5, p. 220-2, 2005.

BARBANTI, V. J. *Treinamento desportivo*: As capacidades motoras dos desportistas. Barueri: Manole, 2010.

BASTOS, C. C.; OLIVEIRA, E. M. Síndrome da fibromialgia: Tratamento em piscina aquecida. *Lato & Sensu*, Belém, v. 4, n. 1, p. 3-5, out., 2003.

BATTRO, A. M. *Dicionário Terminológico de Jean Piaget*. São Paulo: Pioneira, 1978.

BEHM, D. G. et al. Canadian Society for Exercise Physiology position stand: The use of instability to train the core in athletic and nonathletic conditioning. *Appl. Physiol. Nutr. Metab.*, v. 35, n. 1, p. 109-12, Feb. 2010.

BENDAR, N. Sobre a natureza da aprendizagem motora: mudança e estabilidade... e mudança. *Rev. Bras. Educ. Fís. Esp.*, v. 20, p. 43-5, set. 2006. Supl. 5.

BERTAZZO, I. *Cidadão, Corpo, Identidade e Autonomia do Movimento*. 3. ed. São Paulo: Summus, 1998.

BÉZIER, M. M.; PIRET, S. *A Coordenação Motora*: Aspecto mecânico da organização psicomotora do homem. 2. ed. São Paulo: Summus, 1992.

BIENFAIT, M. *Os Desequilíbrios Estáticos*. 4. ed. São Paulo: Summus, 1995.

BOUCH, J. L. *O corpo na escola no século XXI*. São Paulo: Phorte, 2008.

BREIBART, J. *Standing Pilates*: Strengthen and Tone Your Body Wherever You Are. New Jersey: Wiley, 2005.

BRICOT, B. *Posturologia*. 3. ed. São Paulo: Ícone, 2004.

BROOKE, S. *O Corpo Pilates*: Um guia para fortalecimento, alongamento e tonificação sem o uso de máquinas. São Paulo: Summus, 2008.

BUCKHARDT, C. S. et al. Guideline for the management of fibromyalgia syndrome pain in adults and children. *APS Clinical Practice Guidelines Series*, n. 4. Glenview, IL: American Pain Society, 2005.

CAMPIGNION, P. *Aspectos Biomecânicos*: Cadeias musculares e articulares Método G.D.S. São Paulo: Summus, 2003.

_____. *Respir-Ações*: A respiração para uma vida saudável. 2. ed. São Paulo: Summus, 1998.

CIDADE, E. A.; TAVARES, M. C. G. C. F.; LADEWIG, I. Aprendizagem Motora e Cognição em Portadores de deficiência. *Rev. Soc. Bras. Ativ. Mot. Adap.*, v. 3, p. 17-20, 1998.

COSTA, D. et al. Evaluation of respiratory muscle strength and thoracic and abdominal amplitude after a functional reeducation of breathing program for obese individuals. *Rev. Latino Am. Enfermagem*; Ribeirão Preto, v. 11, n. 2, mar./ abr. 2003.

CRAIG, C. *Abdominais com Bola*: Uma abordagem de Pilates para fortalecer músculos abdominais. 2. ed. São Paulo: Phorte, 2006.

_____. *Pilates com a Bola*. São Paulo: Phorte, 2003.

DAVIES, G. A. L. et al. Joint SOGC/CSEP Clinical practice guideline: exercise in pregnancy and the postpartum period. *Can. J. Applied Physiol.*, v. 28, n. 3, p. 329-341, 2003.

DAVIS, C. M. *Fisioterapia e reabilitação:* terapias complementares. 2. ed. Rio de Janeiro: Guanabara Koogan, 2006.

DENYS-STRUYF, G. *Cadeias musculares e articulares.* O Método G.D.S. São Paulo: Summus, 1995.

DEZAN,V.H. et al. Comparação dos efeitos compressivos do disco intervertebral nas condições de levantamento de peso nas posições sentada e em pé. *Braz. J. Biomechanics*, ano 4, n. 7, nov. 2003.

DUTRA, M. C.; OLIVEIRA, F. R. S; ANTUNES, J. M. Utilização do método Pilates no tratamento da lombalgia em primigesta. Congresso de Educação Física de Jundiaí, 5, *Anais...* v. 5, p. 40, 2010.

EVANGELISTA, A. L. *Treinamento de corrida de rua*: uma abordagem fisiológica e metodológica. São Paulo: Phorte, 2009.

FARIES, M. D.; GREENWOOD, M. Core training: Stabilizing the confusion. *Strenght Condit. J.*, v. 29, n. 2, p. 10-25, 2007.

FELDENKRAIS, M. *Consciência pelo movimento.* São Paulo: Summus, 1977.

FREITAS, G. G. de. *O esquema corporal, a imagem corporal, a consciência corporal e a corporiedade.* 2. ed. Ijuí: Unijuí, 2004.

GALLAGHER, S. P.; KRYZANOWSKA, R. *O método Pilates de Condicionamento Físico.* 3. ed. São Paulo: The Pilates Studio Brasil, 2000.

GENANT, H. K. et al. Morphometric Assessment of Prevalent and Incident Vertebral Fractures in Osteoporosis. *J. Bone Mineral Res.*, v. 11, n. 7, p. 984-96, 1996.

GUTKE, A.; ÖSTGAARD, H. C.; ÖBERG, B. Association between muscle function and low back pain in relation to pregnancy. *J. Rehabil. Med.*, v. 40, p. 304-311, 2008.

HERMAN, E. *Pilates Props Workbook.* Berkeley: Ulysses Press, 2004.

HERRINGTON, L.; DAVES, R. The Influence of Pilates training on the ability to contract the transversus abdominis muscle in asymptomatic individuals. *J. Bodywork Mov. Therp.*, v. 9, p. 52-7, 2005.

HODGES, P. W.; RICHARDSON, C. A. Transversus abdominis and the superficial abdominal muscles are controlled independently in a postural task. *Neurosci. Lett.*, v. 265, p. 91-4, 1999.

HOWLEY, E. T; FRANKS, B. D. *Manual de condicionamento físico.* 5. ed. Porto Alegre: Artmed, 2008.

ISACOWITZ, R. *Pilates*: Your complete guide to mat work and apparatus exercises. Champaign: Human Kinetics, 2006.

JOHNELL, O. et al. Predictive Value of BMD for Hip and Other Fractures. *J. Bone Mineral Res.*, v. 20, n. 7, p. 1185-1194, July 2005.

KELEMAN, S. *Anatomia Emocional*. 3. ed. São Paulo: Summus,1992.

KING, M.; GREEN, Y. *El método Pilates para el embarazo:* Ejercicios de tonificación para la futura madre. Barcelona: Ediciones Oniro, 2004.

KISS, M. H. É possível prevenir na infância e adolescência a osteoporose do adulto? *Editorial*, Pediatria São Paulo, v. 29, n. 3, p. 165-167, 2007.

KRAEMER, W. J. et al. Progression Model in Resistance Training for Healthy Adults. *Med. Sci. Sports Exercise*, v. 34, p. 364-80, 2002.

KUVALAYANANDA, A. *Asanas-Kuvalayanda*. São Paulo: Cultrix, 2005.

LANGE, C. et al. Maximizing the Benefits of Pilates: Inspired Exercise for Learning Functional Motor Skills. *J. Bodywork Mov. Therap.*, v. 4, n. 2, p. 99-108, 2000.

LATEY, P. The Pilates Method: history and philosophy. *J. Bodywork Mov. Therap.*, v. 5, n. 4, p. 275-82, 2001.

LEDEWIG, I. A importância da atenção na aprendizagem de habilidades motoras. *Rev. Paul. Educ. Fís*, São Paulo, p. 62-71, 2000. Supl. 3.

LEE, D. *The Pelvic Girdle*. London: Churchill Livingstone, 2004. p. 72.

_____. *The Pelvic Girdle*: An approach to the examination and treatment of the lumbopelvic-hip region. 3. ed. Brislane: Elsevier, 2007.

LEIVSETH, G.; DRERUP, B. Spinal Shrinkage During Work in a Sitting Posture Compared to Work in a Standing Posture. *Clin. Biomech.*, v. 12, p. 409, 1997.

LEVANGIE, P. K.; NORKIN, C. C. *Joint Structure & Function*: A Comprehensive Analysis. 4. ed. Philadelphia: F.A. Davis Company, 2005.

LYNCH, J. A. et al. Effect of learning a Pilates skill with or without a mirror, on perfomance without a mirror. *J. Bodywork Mov. Therap.*, v. 13, n. 3, p. 283-90, 2008.

MAGILL, R. A. *Aprendizagem Motora*: Conceitos e aplicações. 5. ed. São Paulo: Edgard Blucher, 2008.

MANOEL, E. J. A dinâmica do comportamento motor. *Rev. Paul. Educ. Fís.*, São Paulo, v. 13, p. 52-61, dez, 1999.

MANTLE, J.; PONDEN, M. *Fisioterapia em ginecologia*. São Paulo: Santos, 2002.

MARQUES, A. P. et al. A fisioterapia no tratamento de pacientes com fibromialgia: uma revisão da literatura. *Rev. Bras. Reumatol.*, São Paulo, v. 42, n. 1, jan./fev., 2002.

MARSHALL, P. W.; MURPHY, B. A. Muscle Activation Changes After Rehabilitation for Chronic Low Back Pain. *Arch. Phys. Med. Rehabil.*, v. 89, jul. 2008.

MARTINEZ, J. E. Fibromialgia: o que é, como diagnosticar, e como acompanhar? *Acta Fisiátrica*, v. 4, n. 2, p. 99-102, 1997.

MARTINS, D. S.; CRUZ, T. M. F. C. *Exercícios com a Bola*: Um guia prático. 2. ed. São Paulo: Phorte, 2009.

MARTINS, R. L.; SILVA, J. L. P. Prevalência de dores nas costas na gestação. *Rev. Assoc. Med. Bras.*, v. 51, n. 3, p. 144-7, 2005.

MENDONÇA, M. E. *Ginástica Holística*: história e desenvolvimento de um método de cuidados corporais. São Paulo: Summus, 2000.

MIGUEL, A. JR. Método Pilates: Benefícios para tereira idade. *Rev. Pilates*, Abr. 2007.

MOLLER, R. *História do esporte e das atividades físicas*. São Paulo: Ibrasa, 2008.

MONTEIRO, A. G. *Treinamento Personalizado*: uma abordagem didático metodológica. 3. ed. São Paulo: Phorte, 2006.

MONTEIRO, A. G.; LOPES, C. R. *Periodização Esportiva*: estruturação do treinamento. São Paulo: AG, 2009.

MONTEIRO, N. A. *O exercício físico no tratamento da fibromialgia*: uma revisão. TCC (Pós-Graduação em Atividade Física Adaptada e Saúde) – Universidade Gama Filho, Natal-RN, 2010.

MORAES, L. N.; LEAL, M. C. R. A. A. *A educação Física na formação do Homem segundo o pensamento grego*. Disponível em: <http://www2.jatai.ufg.br/ojs/index.php/acp/article/viewFile/83/76>. Acesso em: 15 out. 2009.

MORKVED, S. S.; LYDERSEN, S.; BO, K. Does group training during pregnancy prevent lumbopelvic pain? A randomized clinical trial. *Acta Obstet. Gynecol. Scand.*, v. 86, n. 3, p. 276-82, 2007.

MOSELEY, G. L.; HODGES, P. W.; GANDEVIA, S. C. Deep and superficial fibers of the lumbar multifidus muscle are differentially active during voluntary arm movements. *Spine,* v. 27, p. E29-E36, 2002.

MUSCOLINO, J. E.; CIPRIANI, S. Pilates and the "powerhouse" I. *J. Bodywork Mov. Therap.*, v. 8, p. 15-24, 2004.

_____. Pilates and the "powerhouse" II. *J. Bodywork Mov. Therap.*, v. 8, p. 122-30, 2004.

NEVES, C. *Prevenção de Lombalgias em Gestantes Primigestas com a Utilização do Método Pilates*. TCC (monografia de graduação) – Universidade do Estado de Goiás, Goiânia, 2002.

NOVAES, F. S.; SHIMO, A. K. K.; LOPÉS, M. H. B. M. Lombalgia na gestação. *Rev. Latino-Am. Enfermagem*, v. 14, n. 4, p. 620-4, jul.-ago. 2006.

OGLE, M. *What is Standing Pilates?* Disponível em: <http://pilates.about.com/od/pilatesforeverybody/a/StandingPilates.htm>. Acesso em: 15 out. 2009.

OLIVEIRA, L. G.; GUIMARÃES, M. L. R. Osteoporose no homem. *Rev. Bras. Ortopedia*. São Paulo, v. 45, n. 5, set./out., 2010.

OLIVEIRA, M.; COELHO, E.; TUCHER, G. Diferença na qualidade de vida de mulheres ativas e sedentárias com síndrome de fibromialgia. *Conexões*: Revista da Faculdade de Educação Física da Unicamp, Campinas, v. 7, n. 1, 2009.

OLIVIER, G. G. F. *O esquema corporal, a imagem corporal, a consciência corporal e a corporiedade*. 2. ed. Ijuí: Unijuí, 1999.

OMS. *Constitution of the World Health Organization*. 1946. Disponível em: <http://apps.who.int/gb/bd/PDF/bd47/EN/constitution-en.pdf>. Acesso em: 5 fev. 2013.

Osteoporosis Canada. *Quick Reference Guide*. Disponível em: <http://www.osteoporosis.ca/multimedia/pdf/Quick_Reference_Guide_October_2010.pdf>. Acesso em: 14 dez. 2010.

OSTGAARD, H. C. Assessment and Treatment of Low Back Pain in Working Pregnant Women. *Seminars in Perinatology*, v. 20, n. 1, p. 61-69, fev. 1996.

PANELLI, C.; DE MARCO, A. *Método Pilates de condicionamento do corpo*: um programa para toda a vida. São Paulo: Phorte, 2006.

PELLEGRINI, A. M. A aprendizagem de habilidades motoras I: O que muda com a prática. *Rev. Paul. Educ. Fís.*, São Paulo, p. 29-34, 2000. Supl. 3.

PERKINS, J.; HAMMER, R. L.; LOUBERT, P. V. Identification and management of pregnancy-related low back pain. *J. Nurse-Midwifery*, v. 43, n. 5, set.-out. 1998.

PILATES, J. H. *Your Health*: A corrective system of exercising that revolutionizes the entire field of physical education. Nova York: USA Presentation Dynamics, 1934.

PILATES, J. H.; MILLER, J. W. *Return to Life Through Contrology*. Nova York: J. J. Augustin, 1945.

POLLACK, D. F. Tratamento da fibromialgia. *Revista Sinopse de Reumatologia*, v. 1, n. 1, p. 14-15, 1999.

POOLE, W. *The Heart of Healing*. Nashville: Turner Publishing; Noetic Sciences Institute, 1993.

PRANDO, M. A.; ROGATTO, G. P. Influência de uma sessão de exercício em esteira sobre a sintomatologia e a intensidade dolorosa de portadoras de fibromialgia. Revista Digital: Buenos Aires, ano. 10, n. 9, mar. 2006. Disponível em: <http//www.efdesportes.com/>. Acesso em: 24 fev. 2010.

PRIBERAM. Dicionário Priberam da Língua Portuguesa. Disponível em: <http://www.priberam.pt/dlpo/sobre.aspx>. Acesso em: 20 out. 2012.

RAMOS, J. J. *Os exercícios físicos na história e na arte*: do homem primitivo aos nossos dias. São Paulo: Ibrasa, 1982.

RIBAS, S. I.; GUIRRO, E. C. O. Análise da pressão plantar e do equilíbrio postural em diferentes fases da gestação. *Rev. Bras. Fisioter.*, v. 11, n. 5, p. 391-96, 2007.

RICHARDSON, C.; HODGES, P.; HIDES, J. *Therapeutic Exercise for Lumbopelvic Stabilization*: A motor control approach for the treatment and prevention of low back pain. 2. ed. Churchil Livingstone: Elsevier, 2008.

ROTHSTEIN, H. *Die Gymnastik nach einem Systeme des Schwedischen Gymnasiarchen P. H. Ling.* Berlim: Schroeder, 1848.

RUSSO, A. P. *A auto-eficácia e a persistência*: Avaliação da relação entre a auto-eficácia e a persistência em contextos desportivos. 2003. Dissertação (Mestrado em Psicologia do Desporto) – Faculdade de Motricidade Humana, Lisboa, 2003.

RUWER, S. L.; ROSSIA, A. G; SIMON, L. F. Equilíbrio no Idoso. *Rev. Bras. Otorrinolaringologia*, v. 71, p. 298-303, 2005.

SANTOS, A. *A Biomecânica da Coordenação Motora*. São Paulo: Summus, 2002.

SCIALLI, A. R. Evaluating chronic pelvic pain. A consensus recommendation. Pelvic Pain Expert Working Group. *J. Reprod. Med.*, v. 44, n. 11, p. 945-52, nov. 1999.

SKAGGS, C. D. et al. Back and pelvic pain in an underserved United States pregnant population: a preliminary descriptive survey. *J. Manipulative Physiol. Ther.*, v. 30, n. 2, p. 130-4, fev. 2007.

SOUCHARD, PH-E. *Le Diaphragme*. Paris: Maloine, 1980.

STINSON, M. D.; POTER-ARMSTRONG, A.; EAKIN, P. Seat-interface pressure: A pilot study of the relationship to gender, body mass index and seating position. *Arch. Phys. Med. Rehabil.*, v. 84, p. 405, 2003.

TEIXEIRA, L. *Atividade Física Adaptada e Saúde*: da teoria à prática. 1. ed. São Paulo: Phorte, 2008.

TEIXEIRA, L. R. *Alterações posturais e respiratórias na infância e adolêscencia*. São Paulo: USP-EEF, 1991.

_____. Importância das atividades físicas nas profilaxias terapêuticas da asma. *Pediatria Moderna*, v. 29, n. 7, p. 1006-12, 1993.

_____. *Atividade Física Adaptada e Saúde*: da teoria à prática. São Paulo: Phorte, 2008.

TEIXEIRA, M. J. T. et al. Fisiopatologia da dor músculo-esquelética. *Rev. Med.*, São Paulo, v. 80, p. 63-77, 2001. Edição Especial, parte 1.

TRIBASTONE, F. *Tratado de exercícios corretivos aplicados à reeducação motora postural*. Barueri: Manole, 2001.

UGRINOWITS, C. H. H. et al. Frequência de feedback como um fator de incerteza no processo adaptativo de aprendizagem motora. *Rev. Bras. Ci. Mov.*, Brasília, v. 11, n. 2, p. 41-7, jun. 2003.

VAN DIEEN, J. H.; DE LOOZE, M. P.; HERMANS, V. Effects of dynamic office chairs on trunk kinematics, trunk extensor EMG and spinal shrinkage. *Ergonomics*, v. 44, p. 739, 2001.

VLEEMING, A. et al. European guidelines for the diagnosis and treatment of pelvic girdle pain. *Eur. Spine J.*, n. 17, v. 6, p. 794-819, 2008.

WANG, S. M. et al. Low Back Pain During Pregnancy: Prevalence, Risk Factors, and Outcomes. *Am. Coll. Obstetric. Gynecol.*, v. 104, n. 1, July 2004.

WILKE, H. J. et al. New in Vivo Measurements of Pressures in the Intervertebral Disc in Daily Life. *Spine*, v. 24, p. 755, 1999.

YENG, L. T.; KAZIYAMA, H. H. S.; TEIXEIRA, M. J. Síndrome dolorosa miofascial. *Rev. Med.*, São Paulo, v. 80, p. 94-110, 2001.

ZUGAIB, M. *Atividade física na gestação e no pós-parto*. São Paulo: Rocca, 2009.

SOBRE OS AUTORES

Autora

Ticiane Marcondes Fonseca da Cruz

Graduada em Educação Física – USP;

Especialista em Fisiologia do Exercício e Treinamento Resistido na Saúde, na Doença e no Envelhecimento – FMUSP;

Autora do livro *Exercícios com a Bola – um guia prático* e do *DVD Gynastic Ball*/Carci;

Coordenadora e professora do curso de pós-graduação *lato sensu* Método Pilates: prescrição do Exercício Físico e Saúde, da Universidade Gama Filho/ Estácio;

Formação em *Pilates Studio* pela Polestar Pilates Education;

Curso de *Mat Pilates* pela Stott Pilates;

Certificada pela PMA – Pilates Method Alliance.

Colaboradores

Adriana de Oliveira Gagliardi

Graduada em Educação Física – Universidade Mogi das Cruzes;

Especialista em atividade física adaptada e saúde pela FMU;

Instrutora de *Pilates Studio* e *Mat* pela Polestar Education e pela Stott Pilates;

Professora do curso de pós-graduação *lato-sensu* Método Pilates: prescrição do Exercício Físico e Saúde, da Universidade Gama Filho/ Estácio.

Alexandre Lopes Evangelista

Graduado em Educação Física – Universidade São Judas Tadeu;

Especialista em Fisiologia do Exercício – UGF;

Especialista em Metodologia do Treinamento Desportivo – Universidade de Matanzaz Camilo Cienfuegos (Cuba);

Mestre e Doutor em Ciências na área da Saúde – Fundação Antônio Prudente;

Autor dos livros *Treinamento de Corrida: uma abordagem fisiológica e metodológica* e *Treinamento Funcional: uma abordagem prática.*

Curso pela Stott Pilates (*Mat Pilates* e *Reformer*);

Professor dos cursos de pós-graduação da UGF, da FMU e da FEFISA.

Daniele Pereira Gimenez

Graduada em Educação Física – Unisa;

Pós-graduada em Fisiologia do Exercício – Unifesp;

Certificada em *Pilates* pela Physiopilates/Polestar;

Professora convidada da pós-graduação no Método *Pilates* – UGF;

Diretora do CEMP – Centro de Movimento e *Performance.*

Maria Lucia Ide

Professora licenciada pela Faculdade de Educação Física de Santo Amaro;

Pós-graduada em Método Pilates funcional e condicionante pela Universidade Positivo;

Professora convidada do curso de especialização no Método *Pilates* – UGF;

Possui experiência na área da Educação Física, com ênfase em dança e em ginástica condicionante;

Atualmente exerce seu trabalho na cidade de São Paulo.

Mariangela Pereira Vieira

Licenciatura e bacharelado em Educação Física – Unisa;

Especialista em Atividade Física Adaptada e Saúde – FMU;

Certificação em Estúdio *Pilates* e *Mat Pilates* – *Physio Pilates* – *Mat Pilates*, *Mat Pilates* Avançado , *Reformer*, ICCB e *Tonning ball* – Stott Pilates;

Personal Pilates/ Body Tech;

Professora convidada dos cursos de pós-graduação em Pilates – UGF e UNIP.

Milena Carrijo Dutra

Fisioterapeuta formada pela Universidade Paulista;

Especialista em Fisioterapia Musculoesquelética pela Irmandade da Santa Casa de Misericórdia de São Paulo;

Aprimoramento em Coluna e Traumatologia pela Irmandade da Santa Casa de Misericórdia de São Paulo;

RPG pelo Centro de Reeducação Postural e Fisioterapia e Pilates pela Contrology;

Experiência na área de fisioterapia ortopédica e traumatológica, desportiva e laboral. Atualmente é professora convidada dos cursos de pós-graduação da Universidade Gama Filho/ Estácio e da FMU;

Mestranda em Endocrinologia Clínica e Doenças Osteometabólicas pela Universidade Federal de São Paulo – Unifesp.

Roberta Alexandra Gonçalves de Toledo

Graduada em Educação Física pela Unicsul;

Especialista em Atividade Física Adaptada e Saúde – UniFMU;

Professora da rede de academias BodyTech;

Colaboradora do livro *Treinamento de força e flexibilidade aplicado à corrida de rua*;

Atualmente é professora convidada nos cursos de pós-graduação em Método *Pilates* e *Personal Training* da Universidade Gama Filho/ Estácio.

Victor Cicone Liggieri

Graduado em Fisioterapia – Unip;

Especialista em Neuropsicologia – CDN – Unifesp;

Formação em Reeducação do Movimento – Escola Ivaldo Bertazzo;

Formação em Cadeias Musculares e Articulares Goodelieve Dennys Stroyf – GDS;

Coordenador da fisioterapia do Grupo de Dor do IOT HCFM-USP;

Autor do livro *De olho na Postura*.

Sobre o livro
Formato: 21 x 28 cm
Mancha: 15 x 22 cm
Papel: Offset 90 g
nº páginas: 256
Tiragem: 2.000 exemplares
1ª edição: 2013

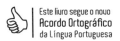

Equipe de realização
Assistência editorial
Liris Tribuzzi

Assessoria editorial
Maria Apparecida F. M. Bussolotti

Edição de texto
Gerson Silva (Supervisão de revisão)
Fernanda Fonseca (Preparação do original e copidesque)
Nathalia Ferrarezi, Jaqueline Carou e Gerson Silva (Revisão)

Editoração eletrônica
David Menezes (Projeto gráfico e diagramação)
Évelin Kovaliauskas Custódia e Vanessa Dal Rovere (Tratamento de imagens)
Ricardo Howards e Douglas Docelino (Ilustrações)
Douglas Docelino (Capa)

Fotografia
Ulysses Neto (Fotógrafo)
Roberta Alexandra Gonçalves Toledo (Modelo)

Impressão